口腔住院医师专科技术图解丛书

总主编 樊明文 葛立宏 葛林虎

骨增量种植修复图解

主 编 王丽萍

副 主 编 黄建生

编 者（以姓氏笔画为序）

王丽萍（广州医科大学附属口腔医学院）

方 颖（广州医科大学附属口腔医学院）

田克斌（广州医科大学附属口腔医学院）

李 军（广州医科大学附属口腔医学院）

陈志英（广州医科大学附属口腔医学院）

金柱坤（广州医科大学附属口腔医学院）

赵世勇（广州医科大学附属口腔医学院）

黄建生（杭州口腔医院）

曾妃菲（广州医科大学附属口腔医学院）

主编助理 方 颖（广州医科大学附属口腔医学院）

人民卫生出版社

图书在版编目（CIP）数据

骨增量种植修复图解 / 王丽萍主编. —北京：人民卫生出版社，2016

（口腔住院医师专科技术图解丛书）

ISBN 978-7-117-21798-9

Ⅰ. ①骨… Ⅱ. ①王… Ⅲ. ①种植牙－口腔外科学－图解 Ⅳ. ①R782.12-64

中国版本图书馆 CIP 数据核字（2016）第 007973 号

人卫社官网	www.pmph.com	出版物查询，在线购书
人卫医学网	www.ipmph.com	医学考试辅导，医学数据库服务，医学教育资源，大众健康资讯

口腔住院医师专科技术图解丛书

骨增量种植修复图解

主　　编：王丽萍
出版发行：人民卫生出版社（中继线 010-59780011）
地　　址：北京市朝阳区潘家园南里 19 号
邮　　编：100021
E - mail：pmph @ pmph.com
购书热线：010-59787592　010-59787584　010-65264830
印　　刷：北京汇林印务有限公司
经　　销：新华书店
开　　本：787×1092　1/16　印张：12
字　　数：283 千字
版　　次：2016 年 2 月第 1 版　2018 年 1 月第 1 版第 2 次印刷
标准书号：ISBN 978-7-117-21798-9/R·21799
定　　价：88.00 元
打击盗版举报电话：**010-59787491**　**E-mail：WQ @ pmph.com**
（凡属印装质量问题请与本社市场营销中心联系退换）

口腔住院医师专科技术图解丛书

总 主 编　樊明文（武汉大学口腔医学院）
　　　　　葛立宏（北京大学口腔医学院）
　　　　　葛林虎（广州医科大学口腔医学院）

各分册主编（以姓氏笔画为序）
　　　　　王丽萍（广州医科大学口腔医学院）
　　　　　朴正国（广州医科大学口腔医学院）
　　　　　江千舟（广州医科大学口腔医学院）
　　　　　李成章（武汉大学口腔医学院）
　　　　　杨雪超（广州医科大学口腔医学院）
　　　　　张清彬（广州医科大学口腔医学院）
　　　　　陈建明（广州医科大学口腔医学院）
　　　　　周　刚（武汉大学口腔医学院）
　　　　　郭吕华（广州医科大学口腔医学院）
　　　　　曾素娟（广州医科大学口腔医学院）
　　　　　张　倩（广州医科大学口腔医学院）

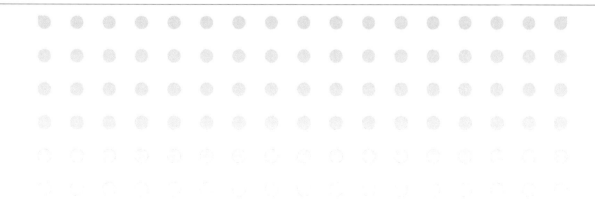

丛书总主编简介

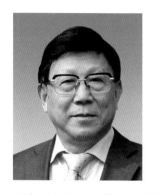

樊明文

武汉大学口腔医学院名誉院长、教授、博导。2013年被台湾中山医学大学授予名誉博士学位。享受国家级政府特殊津贴;国家级有突出贡献专家;国家级教学名师,"中国医师奖"获得者。兼任中华口腔医学会名誉会长、全国高等学校口腔医学专业教材评审委员会顾问、《口腔医学研究杂志》主编等职务。

多年来主要从事龋病、牙髓病的基础和临床研究。共发表论文200余篇,其中SCI收录第一作者或通讯作者论文70篇。2009年获国家科技进步二等奖;主持国家、省、市级科研项目15项,主编专著近20部。培养博士63名,硕士90名,其中指导的两篇博士研究生论文获2005年度全国优秀博士学位论文及2007年度湖北省优秀博士论文。

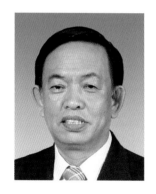

葛立宏

北京大学口腔医学院主任医师、教授、博士研究生导师。中华口腔医学会儿童口腔医学专业委员会前任主任委员,中华口腔医学会镇静镇痛专家组组长,北京市健康教育协会口腔医学专业委员会主任委员,国际儿童牙科学会(IAPD)理事,亚洲儿童口腔医学会(PDAA)理事,亚洲牙齿外伤学会(AADT)副会长。《国际儿童牙科杂志》(JIPD)编委,《美国牙医学会杂志》(中文版)等5本中文杂志编委。国际牙医学院院士,香港牙科学院荣誉院士。

国家级精品课程负责人(儿童口腔医学),国家级临床重点专科"儿童口腔医学"学科带头人,全国统编教材《儿童口腔医学》第4版主编,第2版北京大学长学制教材《儿童口腔医学》主编,北京大学医学部教学名师。近年来在国内外杂志发表学术论文82篇,主编主译著作7部、参编著作8部,主持国家自然科学基金等科研项目13项。指导培养已毕业博士27名,硕士14名。

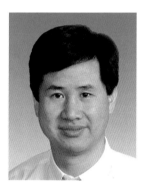

葛林虎

现任广州医科大学附属口腔医院院长。教授,主任医师,博士,硕士研究生导师。兼任广州市 3D 打印技术产业联盟副理事长、广东省保健协会口腔保健专业委员会第一届名誉主任委员、广东省口腔医师协会第一届理事会副会长、中华医院管理协会理事会理事,广东省口腔医学会第三届理事会理事、广东省医院协会口腔医疗管理分会副主任委员。担任《口腔医学研究》副主编,《中国现代医学杂志》、《中国内镜杂志》、《中国医学工程杂志》副主编;曾获得恩德思医学科学"心胸血管外科专业杰出成就奖"和"内镜微创名医奖"。

丛书总序

广州医科大学口腔医学院是一所年轻的院校。自创办至今,不足十个年头。10 年时间,仅仅是人类历史长河中的一瞬,但作为一所新兴院校,却走过了一段艰难的历程。

办院伊始,一群年轻的学者和有识之士,聚集在当时广州医学院口腔医院的大旗下,排除万难,艰苦创业。随后一批批院校毕业生怀着创业的梦想,奔赴广州。此时他们深深感到,要培养出合格的人才,必须要有一批好教师,而要做一名好教师,首先应该做一个好医生。此时他们迫切感受到需要有一套既具体又实用的临床指导丛书,以帮助年轻医生提高临床专业水平。只有让他们首先完善了自我,才能更好地培训下一代青年。

在这种情况下,由院长葛林虎教授倡议,集中该校的精英力量,并学习足球俱乐部经验,适当聘请一些外援,编写一整套临床专业指导丛书,以指导青年医师学习,同时也可供高年级学生和临床研究生参考。

为了编好这套丛书,武汉大学樊明文教授、北京大学葛立宏教授和广州医科大学葛林虎教授共同精心策划,确定了编写一套"口腔住院医师专科技术图解丛书",其内容涉及牙体牙髓科、口腔修复科、口腔外科门诊、口腔黏膜科、牙周科、儿童口腔科、种植科、正畸科等各专业共 11 本。

全套书的编写要求以实体拍摄照片为主,制图为辅。力争做到每个临床操作步骤清晰,层次清楚,适当给予文字说明,让其具有可读性、可操作性,使读者容易上手。

为了保证图书质量,特邀请武汉大学牙周科李成章教授、黏膜科周刚教授客串编写了丛书中的两本,图文并茂,写作严谨,易懂易学。整套丛书在写作过程中得到了国内外许多同行的支持和帮助。

为了进一步提高图书的质量,以便再版时更正和补充,我们诚恳地希望各位读者、专家提出宝贵意见。

书成之日,再次感谢参加编写该系列丛书的专家和同仁,希望这套丛书对提高大家的临床技术能起到一些辅助作用。

樊明文　葛立宏　葛林虎

2016 年 1 月

前　言

口腔种植学在我国近二十年来得到了飞速的发展，是医学领域中发展最快、最具有活力的学科之一。口腔种植已成为牙列缺损和缺失的常规修复方法之一，随着国家经济的发展、人民生活水平的提高，越来越多的人选择了种植修复。当前在种植修复中，牙槽嵴骨量不足占据了相当大的比例，因此，基层医院和低年资的医师开展此类手术，要特别注重术前准备和操作规范，避免口腔种植失败和医疗纠纷。

牙槽嵴骨量不足处理方法的进展，是近年推动口腔种植学快速发展的一个重要方面，在临床中，掌握各种牙槽嵴骨增量技术是成功完成种植修复的重要技能。因此，我们希望能够编写出一本关于骨增量临床操作图解，这本书注重理论联系实际，以图文结合的方式，尽可能详尽地介绍骨增量的外科技术和方法，使初学者能按要求进行规范诊疗，提高医疗质量。

本书共分为十个章节，主要内容包括骨缺损的分类，术前检查、评估及制订治疗方案、骨代用品的选择、各种骨增量的技术、骨增量的替代方案、骨增量手术的并发症及处理。对各类技术的定义、适应证与禁忌证、相关的设备、材料、器械、操作步骤、术后注意事项等内容做了详细的介绍。本书介绍了作者积累的临床经验并广泛吸取借鉴国内、外专家的经验及成果。提供了800多幅的彩色图片，使本书图文并茂。

望本书能够为致力于口腔种植工作的您提供参考和帮助，希望我们共同努力，不断提高口腔种植的临床诊疗水平，共同为广大患者造福！本书的最终成稿，除了各位编委的辛勤工作外，还要感谢上海同济大学口腔医学院王佐林教授在本书编撰过程中给予的支持与鼓励，为了进一步提高本书的质量，以供再版时修改，敬请广大读者给予指正，提出宝贵意见。

王丽萍

2015 年 7 月 16 日

目　录

第一章
骨缺损分类

随着口腔种植学的发展，种植修复成功的评定标准也在变化。早期评价种植修复成功的标准主要是骨结合，种植体植入以可用骨为导向，但这为修复带来诸多问题，后期学者们逐渐认识到正确的种植体三维植入位置重要性，然而患牙炎症或拔牙后吸收、外伤、囊肿或肿瘤以及发育异常均可造成软硬组织缺损，因此利用各种组织增量技术修复缺损是获得种植修复成功的必要条件。认识骨缺损分类是正确制订种植体植入方案和骨增量方案的前提。多个学者根据骨缺损的方向、程度和形态及骨缺损与种植体的位置关系提出了多个分类。

（一）按骨缺损的方向和程度分类

Seibert 根据牙槽骨缺损方向将其分为三类：Ⅰ类（32%），颊舌向（水平向，H 型）骨缺损，冠根向骨高度正常；Ⅱ类（3%），冠根向（垂直向，V 型）骨缺损，颊舌向骨宽度正常；Ⅲ类（56%），复合骨缺损（骨宽度和高度同时不足，C 型）。Allen 则根据骨缺损程度分为三类：轻度（<3mm，S 型）、中度（3~6mm，M 型）和重度（>6mm，L 型）。Wang 等人将以上两种分类合并为一种分类即 HVC 分类（图 1-1），并提出相应的处理方案，结合笔者的理解总结如表 1-1 所示。术前临床检查只反映软组织表面形态，与下面骨缺损不完全相同，因此只作为判断骨缺损的一个参考因素，最终还需以锥形束 CT（cone beam computer tomography，CBCT）测量为准（图 1-2）。如因条件限制，没有 CBCT 时，可采用骨地图法来测量缺牙区骨形态。

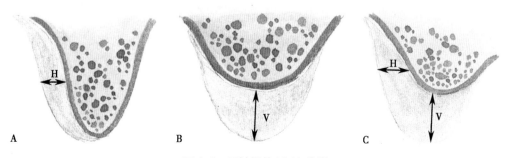

图 1-1　骨缺损的 HVC 分类

A. 水平向骨缺损，骨高度正常　B. 垂直向骨缺损，骨宽度正常　C. 复合型骨缺损，骨宽度和高度同时不足

表 1-1 基于 HVC 分类的骨缺损治疗方案

分类	亚型	骨增量方案
H-s 型	水平向骨缺损，轻度	引导骨再生（GBR）、骨劈开和骨扩张
H-m 型	水平向骨缺损，中度	GBR、骨劈开和骨扩张、GBR 和骨块移植
H-l 型	水平向骨缺损，重度	GBR、骨劈开和骨扩张、GBR 和骨块移植
V-s 型	垂直向骨缺损，轻度	拔牙前正畸牵引、GBR
V-m 型	垂直向骨缺损，中度	拔牙前正畸牵引、GBR、骨环技术、块状骨移植和牵张成骨
V-l 型	垂直向骨缺损，重度	GBR、块状骨移植和牵张成骨
C-s 型	复合型骨缺损，轻度	GBR 和块状骨移植
C-m 型	复合型骨缺损，中度	GBR 和块状骨移植、牵张成骨
C-l 型	复合型骨缺损，重度	GBR 和块状骨移植

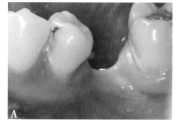 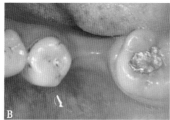 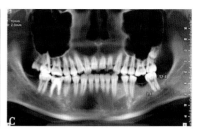

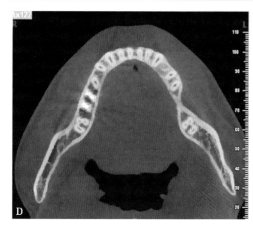 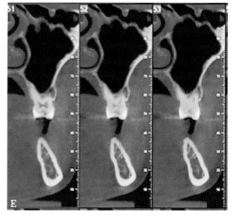

图 1-2 HVC 分类示例

A. 36 缺牙区颊侧观，可见垂直向骨缺损　B. 36 缺牙区𬌗面观，可见水平向骨缺损　C. CBCT 全景图示 36 缺牙区存在垂直向骨缺损，且双侧邻牙向缺牙区倾斜　D. CBCT 横断面示 36 缺牙区骨宽度不足，且颊侧骨缺损较舌侧骨缺损大　E. CBCT 冠状面示 36 缺牙区骨宽度不足的程度（存在水平向骨缺损的骨高度）

（二）按骨缺损的形态分类

骨开窗和骨开裂早先用于描述天然牙牙根局部暴露的现象，发生原因可分为生理性和病理性两类，生理性骨缺损多见于天然牙牙根过度偏向唇侧或薄龈生物型的情况，病理性骨缺损发生于患牙炎症、正畸或牙周治疗之后。在种植修复领域，根据种植体植入后种植体螺纹暴露的位置和形态将种植体周围骨缺损可分为骨开窗、骨开裂和环形骨缺损三类。这三类通常属于局限性缺损，选择 GBR 可获得可预期的结果。

1. 开窗型骨缺损（fenestration type defects） 开窗型骨缺损常位于种植体中下部（图1-3），发生的原因包括牙槽骨生理性倒凹（尤以上下颌前牙区唇侧常见）、术中不正确的种植体植入方向以及各种病理因素造成的天然牙根尖骨缺损，如慢性根尖周炎。

2. 开裂型骨缺损（dehiscence type defects） 开裂型骨缺损指牙槽嵴顶向根尖方延伸的骨缺损，发生原因多为牙周炎（图1-4）。开裂型缺损骨重建难度较骨开窗型大，尤其是种植体突出于邻牙骨轮廓外的情况。

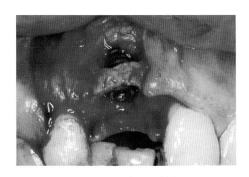

图1-3 开窗型骨缺损

11种植体植入后中部存在骨缺损

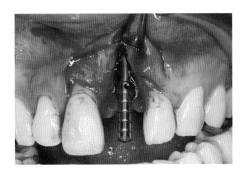

图1-4 开裂型骨缺损

21种植窝预备时放入指示杆来评估种植窝预备的方向，可预计种植体植入后唇侧将有螺纹暴露

3. 环形骨缺损（circumferential bone defects） 环型骨缺损表现为牙槽窝内封闭式缺损，多见于即刻种植时种植体与完整的牙槽窝骨壁之间存在环形骨间隙（图1-5）。文献证实，当后牙牙槽窝壁完整且其与种植体表面距离小于1mm时可不作骨增量处理，而前牙区为了获得长期稳定的美学效果，即刻种植时要求种植体与牙槽窝唇侧壁间预留至少2mm的间隙，并同期植入低替代率的骨材料。即刻种植时，往往环型骨缺损与开窗型或开裂型骨缺损合并存在。

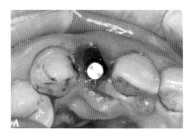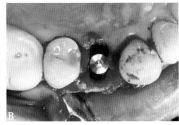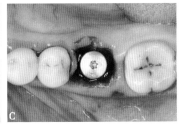

图1-5 环型骨缺损

A. 12种植体即刻植入后，种植体与牙槽窝唇侧壁间预留间隙，并充填低替代率的骨移植材料，充填时可使用碳纤维棒，防止种植体表面损伤 B. 14即刻种植后颊舌侧存在骨间隙 C. 36即刻种植后种植体四周均存在骨间隙

（三）按骨缺损与种植体的关系分类

Tinti 和 Parma-Benfenati 根据种植体植入后种植体螺纹暴露的多少以及种植体暴露的螺纹是否在骨轮廓外，进一步将骨开裂、骨开窗和环形骨缺损分为不同的亚型（表1-2）。

表 1-2　Tinti 和 Parma-Benfenati 骨缺损分类

骨缺损	Ⅰ类	Ⅱ类	治疗方案
拔牙窝	骨壁完整	一个或多个骨壁缺损或缺失	GBR
骨开裂	种植体暴露，但位于骨轮廓内	种植体暴露，部分在骨轮廓外	GBR
骨开窗	种植体暴露，但位于骨轮廓内	种植体暴露，部分在骨轮廓外	GBR
水平骨缺损	种植体周径暴露大于 50%，位于骨轮廓内	种植体周径暴露大于 50%，位于骨轮廓外	GBR、骨劈开
垂直骨缺损	种植体颈部暴露小于 3mm	种植体颈部暴露大于 3mm	GBR、骨块移植、牵张成骨、短种植体

　　Vanden Bogaerde 将种植体周骨缺损分为闭合性骨缺损（closed defects）和开放性骨缺损（open defects）两大类，前者指种植体与四周完整骨壁之间存在的间隙缺损即环形骨缺损，后者指种植体周存在一个或多个骨壁缺损（图 1-6）。根据种植体颈部是否有骨，进一步将开放性骨分为骨上缺损（suprabony defect）和骨下缺损（intrabony defect）。根据种植体水平方向接触骨壁数多少，分为三个亚型：Ⅰ型，种植体与一个骨面接触；Ⅱ型，种植体与两个骨面接触；Ⅲ型，种植体与三个骨面接触（种植体位于骨轮廓内或外侧）。

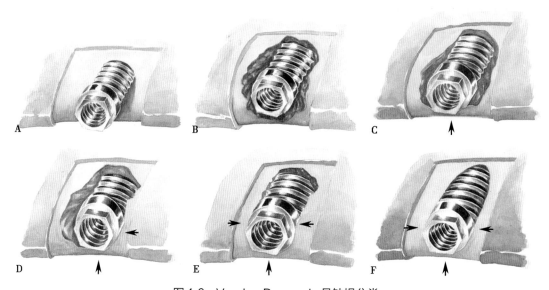

图 1-6　Vanden Bogaerde 骨缺损分类

A. 开放性骨缺损，种植体位于骨面上方　B. 开放性骨缺损，种植体位于骨轮廓内　C. 开放性骨缺损，种植体与一壁骨接触　D. 开放性骨缺损，种植体与二壁骨接触　E. 开放性骨缺损，种植体与三壁骨接触，种植体位于骨轮廓内　F. 开放性骨缺损，种植体与三壁骨接触，种植体位于骨轮廓外

（四）按拔牙窝完整性分类

　　Caplanis 等人根据拔牙窝的软硬组织形态对拔牙窝缺损进行了分型：Ⅰ型，拔牙窝完整；Ⅱ型，拔牙窝轻度破坏；Ⅲ型，拔牙窝中度破坏；Ⅳ型，拔牙窝重度破坏（图 1-7）。这个分类可用来评估即刻种植的预后以及治疗方案的制订（表 1-3）。

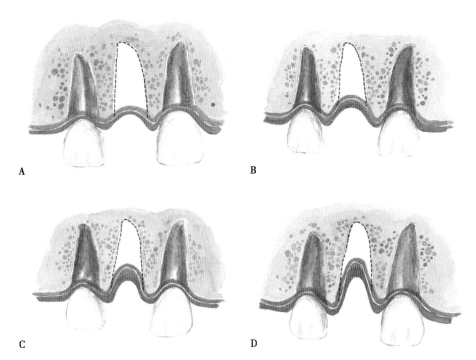

图 1-7 拔牙窝完整性分类

A. Ⅰ型：拔牙窝完整 B. Ⅱ型：拔牙窝轻度破坏
C. Ⅲ型：拔牙窝中度破坏 D. Ⅳ型：拔牙窝重度破坏

表 1-3 Caplanis 拔牙窝的软硬组织及治疗方案

分类	一般评估	牙槽窝壁累及壁	牙龈生物型	硬组织缺损	距离参考点位置	理想的软组织	治疗办法
EDS-1	完整	0	厚龈	0mm	0～3mm	可预测	即刻种植（穿龈）
EDS-2	轻度破坏	0～1	薄龈或厚龈	0～2mm	3～5mm	可达到但不可预测	位点保存或即刻种植
EDS-3	中度破坏	1～2	薄龈或厚龈	3～5mm	6～8mm	轻度妥协	位点保存后延期种植
EDS-4	严重破坏	2～3	薄龈或厚龈	>6mm	>9mm	妥协	位点保存后延期种植

（赵世勇）

参考文献

1. Chiapasco M，Zaniboni M，Rimondini L. Dental implants placed in grafted maxillary sinuses：a retrospective analysis of clinical outcome according to the initial clinical situation and a proposal of defect classification. Clin Oral Implants Res，2008，19（4）：416-428

2. Palti A，Hoch T. A concept for the treatment of various dental bone defects. Implant Dent，2002，11（1）：73-78

3. Kao DW，Fiorellini JP. An interarch alveolar ridge relationship classification. Int J Periodontics Restorative Dent，2010，30（5）：523-529

4. Tinti C，Parma-Benfenati S. Clinical classification of bone defects concerning the placement of dental implants. Int J Periodontics Restorative Dent，2003，23（2）：147-155

5. Vanden Bogaerde L. A proposal for the classification of bony defects adjacent to dental implants. Int J Periodontics Restorative Dent, 2004, 24 (3): 264-271

6. Wang HL, Al-Shammari K. HVC ridge deficiency classification: a therapeutically oriented classification. Int J Periodontics Restorative Dent, 2002, 22 (4): 335-343

7. Wang HL, Katranji A. ABC sinus augmentation classification. Int J Periodontics Restorative Dent, 2008, 28 (4): 383-389

8. Caplanis N, Lozada JL, Kan JY. Extraction defect assessment, classification, and management. J Calif Dent Assoc, 2005, 33 (11): 853-863

第二章
术前检查与评估及治疗计划制订

牙种植术和软硬组织重建的成功有赖于术前全面的检查、详细的风险评估和治疗计划。术前评估内容包括明确患者的主诉、全身与局部的病史采集和检查以及风险评估等。治疗计划制订应充分了解患者诉求和期望，综合考虑患者的口腔状况、时间、费用和依从性，选择合适的方案、技术及生物材料，尽可能达到理想的效果并长期维持。

第一节　术　前　评　估

（一）主诉

患者主诉一方面说明当前口腔状况：如不良感受 - 疼痛，功能异常 - 吃不了东西或影响美观；另一方面寻求解决办法，如要求修复牙体缺损、牙列缺损或牙列缺失，甚至部分患者具体到要求活动、固定或种植修复等。

（二）全身评估

口腔种植治疗涉及局部麻药注射且是有创手术，这要求医师应关注患者的系统病史，如过敏史和心脑血管疾病等。随着老龄化社会的到来，具有全身疾病（骨质疏松、糖尿病和慢性肾病等）和长期服药的患者在增多，相关研究显示这些全身疾病和（或）药物对口腔疾病治疗和功能重建存在影响。患者全身状况评估内容包括病史询问和必要的体格和实验室检查，如血压、脉搏、血常规、血糖、凝血功能和感染性疾病等。术前全身评估目的一方面是判断患者对于口腔手术的耐受力，另一方面是评估系统疾病和（或）药物长期使用对创口愈合、种植体骨整合以及骨再生能力的影响。文献证实具有系统疾病和（或）长期药物使用的患者可影响种植体和骨增量的成功率，如糖尿病和骨质疏松。另外，术前评估还应包括患者的某些习惯，如吸烟和喝酒。

1. **糖尿病**　糖尿病患者具有伤口愈合能力降低、微血管循环障碍和抗感染能力下降等特点。文献证实，糖尿病与牙周炎存在双向关系，且糖尿病影响种植体的成功率。未控制的糖尿病是种植治疗的相对禁忌证。

2. **骨质疏松**　骨质疏松症（osteoporosis，OP）是一种以骨量减少和组织微结构受损，骨的脆性增加并易于发生骨折的一种全身性骨代谢疾病，主要发生于绝经后妇女和中、老年人中。骨质疏松症的骨吸收和结构的变化不仅发生于肢体骨，同样存在于颌骨和牙槽骨。目前没有临床证据表明骨质疏松患者的长期预后效果较正常人群差，然而理论上种植体的骨整合的接触面积较正常人群小，因此在修复体设计的时候，应将负重考虑在内；同时，骨质疏松患者服用的某些药物如双磷酸盐等，对种植体的愈合可能造成影响。

3. 药物使用　皮质激素是治疗某些系统疾病的常用药，其使用导致患者免疫抑制，从而降低机体抗感染能力。另外，长期使用这类药物会影响骨代谢和导致骨质疏松，这也不利于种植体骨整合和骨移植物的愈合。双膦酸盐（如阿仑膦酸钠）是治疗和预防骨质疏松的常用药，这类药物与口腔相关的副作用是颌骨坏死（osteonecrosis of the jaws）。针对这类患者的牙种植与骨增量手术，美国牙科协会（American Dental Association，ADA）专家意见认为口服双膦酸盐患者发生颌骨坏死的风险比静脉注射者低得多，但也应降低手术创伤。抗凝药物（如阿司匹林）用于多种心血管疾病的治疗，这类药物可增加术后出血的可能性。

4. 吸烟　越来越多的文献证实，吸烟是影响骨增量术和种植体成功率的高风险因素，且与吸烟量（少量：<10支/天；大量：>10支/天）和时间相关。

（三）口腔评估

1. 病史采集　因缺牙要求种植修复的患者，医师首先应询问拔牙时间和原因。拔牙常见的原因包括龋病、根尖周病、牙周病、外伤和牙折等，根据拔牙原因可提示相关的风险因素，如根尖周病和牙周病提示拔牙位点原有感染情况，如拔牙时未将感染肉芽组织清理干净，这可导致后期牙种植和骨增量手术的失败；另外，因牙折而拔牙提示患者咬合力大或存在不良咬合习惯（如磨牙症），这无疑会增加种植机械并发症。因此，详细询问拔牙时间和原因有利于医师制订更为完善的治疗方案，以便治疗获得预期的效果。另外，口腔牙周、根管、正畸和修复等治疗史也是术前评估的内容。

2. 临床检查　口腔检查包括众多项目，应按一定的逻辑顺序进行检查，如口外和口内情况、一般检查与专项检查（种植位点和非种植位点以及美学位点和非美学位点等）。针对检查项目多这一特点，可制定特定的表格，医师检查时护士进行记录，这可提高工作效率和避免遗漏检查项目。

（1）一般检查：一般检查从口外开始，颌面部正面观察对称性、比例关系、唇部松弛度、笑线高低和唇齿关系等。患者张口时观察开口型和开口度，注意颞下颌关节区是否有弹响。口内一般检查包括牙列的完整性、缺牙类型、口腔卫生状况、有无修复体存在及质量如何以及口腔黏膜有无异常等。牙体检查包括是否有龋洞、磨耗或颈部缺损。牙周检查包括口腔卫生状况、牙龈颜色、质地和形态、牙周炎症与否和状况、探诊深度及是否出血等。𬌗关系检查包括覆𬌗、覆盖、𬌗曲线以及稳定情况等（图2-1）。

（2）牙种植的口腔专项检查：潜在的种植位点包括愈合位点（healed site）和即将拔除的患牙（helpless teeth）。种植位点根据是否涉及美观区分为美学位点（esthetic site）和非美学位点（non-esthetic site）。不同位点的评估内容有所侧重，主要涉及种植外科、修复和美学这几方面。

修复空间指缺牙间隙的高度和宽度，间隙过大或过小都不利于种植修复。长期缺牙可致局部咬合关系紊乱（如对𬌗牙伸长、邻牙倾斜或移位），从而导致修复空间不足，需以正畸或修复治疗开辟修复空间才可达到理想的种植修复效果。当局部咬合关系轻度紊乱时，保守的方案是局部调整对𬌗牙、邻牙和牙槽骨。

软组织检查应明确是否存在炎症、附着龈的宽度和厚度（图 2-2）。另外，种植与骨增量位点软组织检查还包括系带附着位置。如系带附着过高时，可因唇颊舌肌运动时系带牵拉导致创口裂开，因此，必要时手术过程中行系带松解。

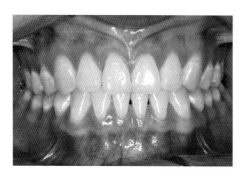

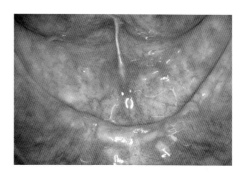

图 2-1　口内一般检查　　　　　　　　　图 2-2　下颌无牙𬌗，附着龈宽度减少

剩余牙槽嵴检查项目包括骨形态、高度和宽度、牙与骨的轴向以及是否存在病变或残根等。口内观察可大致判断剩余牙槽嵴的形态，但因牙龈厚度不确定，仅凭口内观察是不够的，还需影像检查。

针对即将拔除的患牙，口腔检查目的包括判断拔牙时机是否合适、拔牙难度、是否可行即刻种植或位点保存等，检查项目应包括牙龈是否有炎症、牙龈缘和牙乳头位置以及牙周探诊深度。

美学位点的临床评估要点包括患者的期望值、笑线高低、牙龈生物型（图 2-3）、牙冠形态、炎症与否以及急慢性状态、邻牙邻面牙槽嵴距釉牙骨质界距离（<5mm，5～6.5mm，>7mm）、邻牙是否有冠修复及边缘情况、连续缺牙数以及软硬组织缺损情况等。

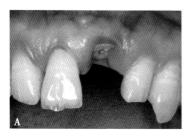
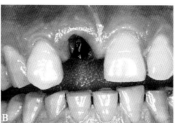
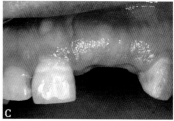

图 2-3　牙龈生物型与牙齿形态、附着龈的宽度和厚度有关

A. 薄龈生物型，牙齿为尖圆形，附着龈薄而窄且见牙颈部牙龈退缩　B. 厚龈生物型，牙齿为方形，附着龈宽且厚　C. 介于薄龈和厚龈生物型之间

3. X 线检查　X 线检查是诊断口腔颌面部疾病的重要方法，能为临床检查提供十分有用的信息。常用的检查手段包括根尖片、曲面体层片和 CBCT。

根尖片（periapical radiograph）在口腔领域中是应用时间最长的一项放射技术，其具有放射剂量小、分辨率高和价格便宜等优点，但存在放大和变形、检查范围小以及仅能提供二维信息等缺点，故不能用于种植位点术前的精确测量，主要适用于种植二期手术术前检查种植体愈合情况、印模柱或牙冠边缘是否到位以及复诊检查（图 2-4）。根尖片拍摄时尽可能采用平行投照技术。

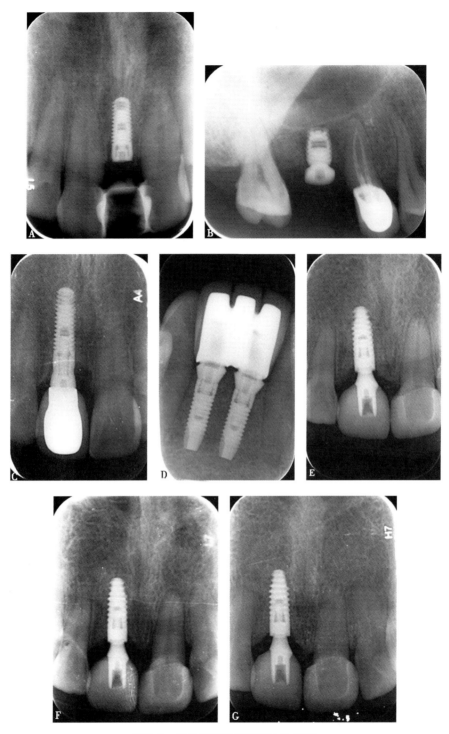

图2-4　根尖片在种植修复中的应用

A. 二期手术前根尖片检查,21 种植体愈合良好　B. 二期手术前检查,16 种植体周围低密度影像,提示种植体周围感染　C. 戴牙时确定冠边缘完全到位后再行粘固　D. 冠边缘与基台存在间隙,修复体未完全就位　E~G. 分别为 11 种植牙戴牙后一年、两年和三年复查的根尖片,通过前后对比可见最终种植体周围骨组织的变化情况

　　曲面体层片（panoramic film）是口腔种植领域里应用最为广泛的放射技术之一。曲面体层片能以相对较少剂量的辐射将面部骨以及牙齿的影像呈现出来。然而，它也具有一些缺点：如具有放大比率，图像有部分扭曲，清晰度一般，不能提供三维影像。曲面体层片有 10%～30% 的放大率，这种数值差异与不同厂家的机器以及患者与球管线的位置有关，并且在水平向和垂直向的放大倍率也不尽相同。然而，在拍片的过程中可以使用某一参照物作为参考，如常用直径为 5mm 的钢球。再根据公式：钢球的实际直径 D/ 影像中钢球的直径 D' = 下颌牙槽骨实际高度 H/ 影像中牙槽骨高度 H'。从而得出牙槽骨实际的可利用骨高度。当下颌神经管与周围组织密度比较接近时，由于曲面体层片的分辨率有限，因此很难判断神经管的位置。这种情况下需要在术中比较谨慎地操作，或者采用更为先进的 CBCT 以提供更为详细的诊断信息。

　　CBCT 主要针对硬组织影像，因此特别适用于口腔种植以及颌面外科领域。与传统 CT 相比，CBCT 具有辐射小、价格便宜，同时占用体积小等优点。CBCT 不同于传统 CT 扫描，因为它更适合于硬组织，它具有比传统 CT 更好的分辨率，同时它的辐射剂量较低，CBCT 能够提供多平面视角，其同性像素的特殊性赋予确切的线性测量。锥形束 CT 具有体素小、空间分辨率高、图像质量好等优点，促使其在全球得以广泛应用。此外，CBCT 还可以用于种植导板技术中，目前市场上已经开发了多款种植软件（如 Simplant、3D clinical、Nobelguide 等），将 CBCT 软件中的 Dicom 文件导入到这些软件中，再通过软件对种植的方向、高度、种植体的数量以及分布进行规划和设计，然后将文件远程发送到工厂制作种植手术导板。CBCT 现在被认为是牙齿和颌面部成像的金标准，由于其生物测量能力，二维和三维重建的可能性，手术导航和模拟能力，现已广泛应用于种植领域。

　　愈合的种植位点影像检查项目包括缺牙区的骨形态、高度和宽度、骨密度，缺牙区间隙与邻牙牙根方向，缺牙区是否存在异常解剖结构如埋伏牙、多生牙、骨岛（图 2-5）或病变等。存在骨缺损的位点评估内容还包括骨缺损方向、程度和形态及骨缺损与种植体的位置关系（详见第一章）。

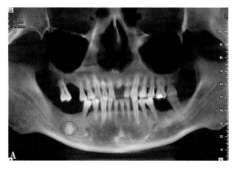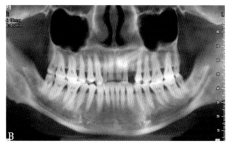

图 2-5　缺牙区异常解剖结构
A. 右下颌骨局部高密度影像，可预种植窝预备时阻力较大　B. 23 近远中向埋伏阻生，可选的治疗方案包括 23 正畸牵引、23 拔除后植入种植体或在 23 上方植入一枚短种植体

　　即将拔除的患牙位点牙槽骨检查包括骨壁是否完整、厚度和高度等，牙根检查包括数目、长度、根分叉大小以及与牙槽骨的相对轴向等，根尖检查包括根尖周炎症或囊肿范围和距颏孔、下牙槽神经管、鼻底或上颌窦底的距离。

解剖结构包括下牙槽神经、颏孔、下颌切牙神经和舌侧管、切牙管以及上颌窦等。另外，需要进行骨块移植时还需检查口内自体骨移植供区（下颌正中联合、升支和外斜线以及上颌结节等）。

（四）诊断模型

在诊断模型（diagnostic model）上我们可以较直观地获取一系列重要的信息，如缺牙间隙的近远中距离、颌龈高度、患者的咬合情况等。在诊断模型上还可以试排牙，从而为手术中种植体的轴向提供参考；在没有 CBCT 的情况下，也可以在拟种植部位用探针在指定的几个点做穿刺牙龈黏膜并记录下每个点所对应的深度，然后在截断的模型上勾画出牙槽骨轮廓，从而间接获得骨宽度的信息。

（五）风险评估

综合上述患者全身和局部的病史与检查信息，医师应当评估种植修复方案的相关风险因素，并对治疗难度进行分级，以便减少并发症的发生和获得更好的治疗效果。

第二节 治 疗 计 划

（一）术前准备

术前准备包括全身和局部。因具有系统性疾病和（或）药物服用而不能进行牙种植术的患者，需对相应的全身情况予以调整如高血压和血糖的控制，必要时调整药物的使用（需征求内科医师的同意），必要时可术前预防性使用抗生素。对于吸烟的患者，术前和术后创口愈合期内应减少甚至不要吸烟以增加手术的成功率。

对于牙周病患者，术前应进行牙周基础治疗，种植术后或种植修复后也应定期复查与治疗。缺牙区间隙异常的原因多见于长期缺牙导致局部咬合关系紊乱者或先天发育导致牙缺失伴或不伴散在牙间隙，以上情况可由正畸治疗解决。另外，正畸牵引（orthodontic extrusion）还用于改善前牙区种植位点即软组织和（或）骨组织增量，便于获得更好的美学效果。

过渡或临时修复起到暂时恢复功能与美观的作用，这是种植术前准备的重要内容，尤其是当今人们对口腔治疗的要求越来越高时。过渡修复常用于全口种植修复和涉及前牙区局部种植修复。根据种植临时修复体支持方式的不同可分为天然牙支持的粘接桥、混合支持的活动义齿、种植体支持的即刻修复或即刻负载修复体或由暂时种植体支持的修复体。

（二）种植方案制订

总的来说，治疗方案的制订应基于详细的术前检查，然后结合患者主观和客观条件、方案的特点和实施难度制订。患者的因素包括主观要求与期望、年龄、全身条件和对手术耐受力和依从性、牙列缺损或牙列缺失情况、软硬组织条件及颌位关系等。治疗方案的特点包括创伤大小、费用、疗程和疗效、可能的风险和潜在的并发症等。

根据不同的牙列缺损或缺失情况确定预期的修复方式，然后确定种植体植入数目、位置、尺寸和类型等，并选择合适的修复和负载时机。另外，还应明确软硬组织情况，是否存在骨缺损以及缺损类型，然后选择合适的骨增量技术（详见第一章）和材料。

（赵世勇）

参考文献

1. Horner K，O'Malley L，Taylor K，et al. Guidelines for clinical use of CBCT：a review. Dentomaxillofac Radiol，2015，44：20140225

2. Chrcanovic BR，Albrektsson T，Wennerberg A. Smoking and dental implants：A systematic review and meta-analysis. Journal of dentistry，2015，43：487-498

3. Devlin H. Identification of the risk for osteoporosis in dental patients. Dent Clin North Am，2012，56：847-861

4. Chrcanovic BR，Albrektsson T，Wennerberg A. Diabetes and oral implant failure：a systematic review. J Dent Res，2014，93：859-867

5. Chadha GK，Ahmadieh A，Kumar S，et al. Osseointegration of dental implants and osteonecrosis of the jaw in patients treated with bisphosphonate therapy：a systematic review. J Oral Implantol，2013，39：510-520

6. Bornstein MM，Scarfe WC，Vaughn VM，et al. Cone beam computed tomography in implant dentistry：a systematic review focusing on guidelines，indications，and radiation dose risks. Int J Oral Maxillofac Implants，2014，29 Suppl：55-77

第三章

引导骨组织再生技术

第一节 概 述

充足的骨量是口腔种植中获得良好预后的先决条件，然而一些患者存在垂直向及水平向的骨量不足，因此严重地影响种植的成功率。对于骨量不足的种植，已经发展了许多不同骨增量的技术来恢复牙槽骨的高度和丰满度，从而提高种植体的成功率。一般包括自体骨移植、骨劈开、引导骨组织再生等技术。其中以引导骨组织再生技术最为常用。

（一）概念

引导骨组织再生技术（guided bone regeneration，GBR）是使用屏障膜阻挡牙龈成纤维和上皮细胞下移，以重建缺损牙槽骨，这种以重建骨组织为目的的引导组织再生技术被称为引导骨组织再生技术。在种植体植入之前或植入的同时，引导骨组织再生技术是最常被用到的一种技术。

（二）适应证和禁忌证

引导骨组织再生技术的适应证非常广泛，在口腔种植的临床过程中只要有骨缺损，都可以应用引导骨组织再生技术来达到顺利进行种植手术的目的。比如在自体骨移植术、骨劈开术、上颌窦提升术等手术中都会配合使用引导骨组织再生技术。

禁忌证分为全身禁忌证和局部禁忌证。

1. 全身禁忌证

（1）高血压：由于高血压发病率较高，是种植手术中最常见的系统性疾病。术前血压的控制要依靠内科医师的密切配合，同时种植医师在患者就诊时，尽可能地安排患者就诊时间短，避免患者过长的等待。术前术中的镇静镇痛对血压的控制是非常有帮助的。临床上当患者处于静止状态时，收缩压大于180mmHg或舒张压大于100mmHg时，被认为是不适合进行手术的。

（2）心肌梗死：心肌梗死是心脏冠状动脉供血不足导致心肌细胞缺血缺氧，而导致的局部心肌细胞死亡和坏死。对于近期有心肌梗死的患者是否手术，需与内科医师协商，综合考虑患者的全身情况后，再决定是否手术。临床通常在心肌梗死后12个月进行种植手术较为常见。

（3）糖尿病：糖尿病曾一度被认为是种植手术的禁忌证，随着种植技术的快速发展，目前糖尿病患者在临床取得高的成功率也是非常常见的。糖尿病对种植手术影响主要表现在骨愈合能力缓慢,微血管病变导致的血供障碍,免疫力低下导致术后易并发感染。但是,新型种植体表面处理技术,使得种植体骨结合的速度加快,一定程度地改善了糖尿病对种植手术的影响。因此,糖尿病经过合理系统的治疗后,进行种植手术的成功率还是有保障的。

(4)白血病:急、慢性白血病一般被认为是种植手术的禁忌证,与手术最直接相关的并发症是术后不可控制的感染与出血,因此术前排除白血病是相当必要的。医师可根据患者的临床表现比如出血倾向、牙龈增生等来初步排查后,进一步血常规等相关检查排除。

(5)妊娠:考虑到种植手术过程中,药物、X线及心理等方面对胎儿的影响是不确定的。因此种植手术尽可能在婴儿出生后进行。

(6)其他常见系统疾病:肝脏系统、呼吸系统、神经系统等疾病,可根据患者对手术的耐受程度,全身状况综合评价后选择。在这些情况下,专科医师的配合治疗是手术成功的必要条件。

2.局部禁忌证

(1)未控制的牙周病。

(2)口腔卫生较差。

(3)口腔局部有病理性病变未控制。

(4)手术区的急、慢性感染。

(三)术前准备

1.术前口腔卫生清洁,或行牙周治疗。

2.免疫力低下、手术创面较大患者,术前可使用抗生素防止感染。

3.术前使用漱口水。

4.对于血压稍高、轻微心脏病等患者可以在心电监护下进行手术。

5.对有系统性疾病,术中可能使用药物的,可以开放静脉通道。

(四)引导骨组织再生技术使用的相关器械

取自体骨常用刮骨刀、骨凿,球钻、裂钻和环钻,以及超声骨刀与骨收集器。骨刨(图3-1)在术区颌骨表面刮取自体骨骨屑,充填于骨缺损区或与人工骨材料混合后使用,具有自体骨的优点,成骨能力强。环形骨钻主要用于取块状骨(图3-2),优点在于骨块形态易于控制,缺点在于水的冷却很重要,有骨坏死的风险。超声骨刀有许多优点如术区软组织没有损伤,不会损伤血管神经,因此较为安全。骨收集器能够收集种植手术中预备种植窝的骨屑,虽然能收集一定量的自体骨,由于存在污染、感染的风险而不被广泛使用。骨粉输送器(图3-3)则可用在颗粒状人工骨材料的植入。

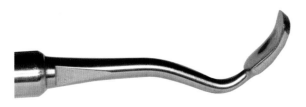

图3-1 骨刨可在术区颌骨表面刮取自体骨骨屑

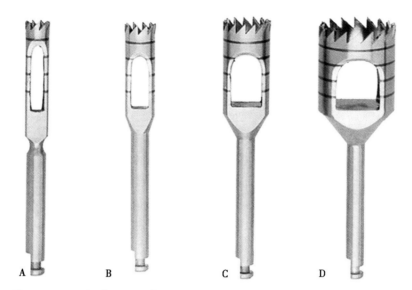

图3-2　不同型号的环形骨钻,可根据取骨量的大小,选用不同直径的环形骨钻

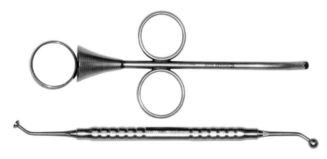

图3-3　植入人工骨材料的设备,便于骨粉的植入

第二节　膜的分类与应用

随着 GBR 技术在口腔种植领域中的广泛应用,对屏障膜的要求也不断提高,可吸收的胶原膜具有使用方便、无需二次取出等优势,因此在临床中得以大量应用。如何提高胶原膜的机械强度以及空间维持能力将成为未来研究的热点。用于 GBR 的屏障膜需要具备以下特性:①良好的生物相容性,能与宿主组织整合在一起而不引发炎症反应;②合适的降解时间;③足够的机械及物理特性,能够使其放置于体内;④足够的强度,从而避免塌陷,发挥屏障功能。临床中,胶原膜和钛膜常被用于 GBR 手术中。在引导骨组织再生技术中,应用的屏障膜在正常生理条件下是否降解分为可降解膜和不可降解膜两大类。

（一）可降解膜

胶原膜(图3-4)是可降解膜,它由纤维状的胶原构成,具有良好的组织相容性,其抗张强度和弹性较高,免疫原性较低。胶原膜在提供细胞屏蔽作用的同时,可完全降解,逐渐与周围组织融为一体并在新骨形成后逐渐吸收,勿需二次手术取出,其在减少并发症风险、组织损伤风险以及减少患者费用等方面深受患者和医师的喜爱。胶原膜通透性好,可允许血浆渗入膜下,保证膜下植入物的营养。在促进骨再生和骨形成方面可吸收膜与不可吸收膜具有相似效果。此外,研究显示,可吸收膜有利于维持骨缺损的边缘。胶原膜的另一个优点在于它具有一定的抗感染能力,当膜暴露后发生感染的机会较不可吸收膜小,无需手术早期取出,对成骨影响较小。然而,可吸收胶原膜的缺点在于它不可预测的吸收度,这将会明显地影响骨形成的量,如果它们吸收的过快,手术位点将会缺乏足够的刚性支持,膜的屏障作用将会减弱或者消失,意味着在该位点需要额外的支持。当膜暴露或者与周围组织发生炎症反应时,巨噬细胞以及中性粒细胞的酶活性将会造成膜的迅速降解,从而影响膜结构的完整性以及导致屏障功能的下降,更少的骨形成或骨充填,当移植物与种植体接触时尤其容易出现问题。当骨缺损不被物理屏障支持时,骨再生将会失败,即使最初这些膜可以维持空间,然而它们逐渐失去强度,坍塌成团,最终导致骨重建失败。临床上有医师尝试采用双层膜技术来改善胶原膜强度不足的缺点,并取得了比较满意的效果。

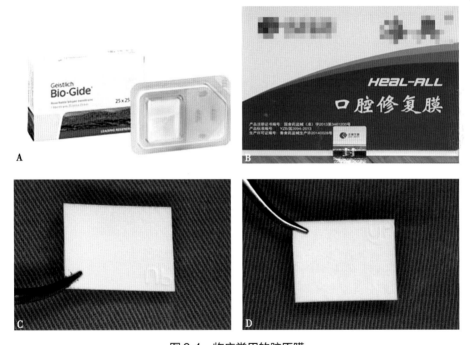

图 3-4　临床常用的胶原膜

A. Bio-Gide 膜　B. 海奥生物膜　C. 生物膜反面　D. 生物膜的正面,粗糙有利于新骨的形成

高分子聚合物可赋予骨基质各种理化和力学特性,可塑性强,为骨传导材料。目前使用的高分子聚合物膜,可分为天然聚合物和合成聚合物。天然高分子聚合物包括纤维蛋白、甲壳素及其衍生物等;人工高分子聚合物则包括聚乳酸(PLA)、聚羟基乙酸(PGA)、聚乳酸聚羟基乙酸共聚物(PLGA)等。人工合成材料没有天然材料所包含的许多生物活性成分及促进黏附的表面分子(如某些特定的氨基酸序列),不能促进细胞黏附,生物相容性较差。PLA、PGA 具有良好的生物相容性、可降解性和可吸收性,已被 FDA 批准用于临床。

（二）不可降解膜

主要包括聚四氟乙烯膜（expended polytetrafluoroethylene，e-PTFE）、钛膜、微孔滤膜、多聚乙醛膜等。其中 e-PTFEs 是其中的典型代表，关于它在引导骨组织再生中的研究和报道较多。由于不可吸收膜在引导骨组织再生中不能自行降解，需要在二期手术中取出来，因此给患者带来了额外的手术创伤并且增加了就诊费用。然而，它的优点也很明显，如：不可吸收膜具有优异的机械性能，它能稳定膜下方的骨移植物，其刚度能够提供广泛的空间，能维持和避免轮廓的坍塌，它的弹性能够防止黏膜压迫，其稳定性能够避免移植物的移位，它的可塑性能够使它适应不同的骨缺损状态。多个研究表明，即使是在大的骨缺损的情况下，钛网在维持空间方面仍具有高度的可预测性。钛膜在临床上也比较常用，它属于不可吸收膜，质硬具有一定的抗张强度，在术区需特殊的钛钉固定用于空间的维持。然而，由于其结构上无任何孔隙，从而在一定程度上限制了血液向植骨区的渗透，并且光滑的表面也不利软组织的附着。易伤口裂开暴露，从而引起感染。不可吸收膜的创口裂开率远高于可吸收膜的裂开率，国内学者报道了 Bio-Gide 胶原膜的伤口裂开率为 7.1%，而钛膜裂开率高达 21.1%，同时后者裂开后自行愈合情况也不如前者理想。Zitzmann 等在对照研究中发现，胶原膜暴露后并没有引起手术感染等并发症，然而不可吸收的聚四氟乙烯膜暴露后将会导致骨愈合不完全。

为减少并发症的发生，操作中应尽量保证钛膜表面光滑，边缘圆润无突起，以免导致黏膜破损或穿孔，膜用钛钉固定，黏膜要充分减张缝合。当钛膜暴露时，首先应保持局部清洁，在破损的黏膜下注入派力奥等抗炎药物，同时全身抗炎治疗防止继发感染。如观察 3 个月以上未发生感染，适当时可以拆除钛膜，这时对骨再生效果不会造成严重影响。如果发生感染，则应及时拆除钛膜。

第三节　骨移植材料分类与应用

骨移植材料可分为自体骨、同种异体骨、异种骨和人工骨材料等四大类。

（一）自体骨

自体骨（autogenous bone）移植有着较高的成功率，是目前移植骨材料的金标准。自体骨松质较骨皮质移植物拥有更好的成骨能力，能与周围组织快速整合，这归功于其多孔结构，利于营养物质播散及微血管吻合重建。自体骨皮质移植物在植骨早期能提供良好的力学支撑，基本无骨诱导及骨传导能力，但其上存活的成骨细胞能提供一定的成骨能力。自体骨的供区位置：常见于下颌骨升支、颏部（图 3-5）、下颌角、髂骨、腭顶等。其主要优点是：易获取，来源安全，具有良好的骨引导及骨诱导潜力。主要缺点是：自体骨的骨量有限，术后供区疼痛，吸收快和供骨区相应并发症。

（二）同种异体骨

由于欧洲有运作良好的骨组织库及较为明晰完善的法律体制，异体骨（图 3-5）是最常用的骨移植替代材料之一。异体骨通常由尸体或关节置换术中取出的新鲜骨制备而来。异体骨移植物可提供骨传导支架,并保留大部分骨诱导蛋白成分,兼具骨传导及骨诱导能力,但免疫排斥反应可使移植骨中供体来源的细胞被杀死,故缺乏成骨能力。异体骨移植物应用的安全性一直受到关注,疾病传播仍是最大风险之一。因此,美国食品药品管理局(FDA)要求监测供体人类免疫缺陷病毒 HIV 和丙型肝炎病毒抗体,美国组织库协会要求另加检测人类 T 淋巴细胞白血病病毒等抗体。异体骨多被制备为新鲜冷冻骨及脱钙冻干骨(DFDBA)。同种异体骨有其独特的优势和应用价值,但同时也存在一些问题,如免疫排斥、晚期感染、移植骨愈合缓慢等。随着制备工艺技术进步,通过更好的处理方法使异体骨在生物学特性、理化性质方面接近或达到理想人工骨材料的基本要求。产品化的异体同种骨按获取部位分为骨松质、骨皮质和骨皮质与骨松质混合骨,按形状分为碎块状、长条状和颗粒状。

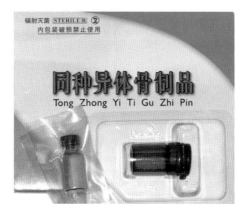

图 3-5 临床上常用的同种异体骨,可分为骨松质、骨皮质和骨皮质与骨松质混合骨

(三)异种骨

与同种异体骨(allogenous bone)类似,异种骨(heterogenous bone)(图 3-6)为非活体骨,来自动物(通常为牛、猪等),由于潜在的免疫排斥和病毒污染较同种异体骨高得多,异种骨材料处理的温度非常高,其成骨作用与同种异体骨类似,骨材料作为骨传导材料,为骨细胞长入提供空间。去蛋白牛骨无机物以 Bio-Oss 为代表,为牛骨经过去蛋白处理后,保留了骨的超微结构,使

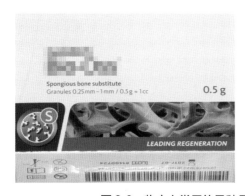
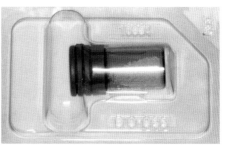

图 3-6 临床上常用的异种骨,来自动物通常为牛、猪等

得细胞容易生长成骨，具有骨引导作用并可被吸收。而骨胶原可以促进钙沉积、血管内向性生长及生长因子聚集，促进骨愈合，是良好的细胞支架，也常作为维持空间的材料与具备骨传导能力的载体如羟基磷灰石或磷酸三钙等联合使用。以 Bio-Oss Collegen 为代表的胶原由 Bio-Oss® 松质颗粒和 10% 高度纯化的猪胶原蛋白构成，因此具有弹性，常与 Bio-Oss 联合使用，形成三明治的方法用于骨缺损的修复或拔牙窝的位点保存。

（四）人工骨材料

绝大多数的生物陶瓷类骨移植替代材料有着硬而脆的多孔结构，其骨传导能力及降解速度在很大程度上与这种多孔结构相关。生物陶瓷具备骨传导能力，容易生产保存，没有传播疾病的风险，且可制备为各种形状，在临床上有着广泛的应用。但也存在一些缺陷，如：诱发免疫反应，生物力学性能不足，强度不高，不具备骨诱导及成骨能力，孔径无法与人体骨组织完全一样只能高度仿生等。羟基磷灰石几乎不溶于水，吸收慢，其可通过化学合成、动物骨烧结及珊瑚热液转化三种方式获得。这种骨移植替代材料的抗压强度好，但抗剪切及扭曲能力较弱。由于与骨中矿物质成分相似，植入后与骨组织直接连接，无纤维组织界面，故有良好的组织相容性和骨传导性。羟基磷灰石已被确定为骨诱导性生长因子和成骨细胞的良好的载体。磷酸三钙可溶性及降解吸收速度均较羟基磷灰石高，其小颗粒和海绵样多孔结构有助于快速血管化作用以及成骨细胞和营养物质的运输，被认为能提高骨传导能力并加快吸收和重建过程。磷酸三钙有低温相（α-TCP）和高温相（β-TCP）两种结构，其中 β-TCP 生物活性较高而被广泛应用，它作为骨填充物单独或与自体骨混合植入受植区，可获得良好的成骨效果。生物活性玻璃（bioglass）主要成分为二氧化硅、氧化钠、氧化钙和磷酸盐等，有良好的组织相容性、骨传导性。生物活性玻璃表面含有水化剂，与体液及组织作用后生成碳酸羟基磷灰石，与骨中矿物质成分相近；可制备为多孔或无孔形态，在体内被缓慢吸收；然而其脆性较高，需要铸造烧结才能获得良好的形状应用在承重部位。

第四节　临床操作步骤及技术要点

（一）患者体位

取半卧位，前牙区手术时头位于正中位，后牙区手术时头偏患侧。

（二）术区常规消毒铺巾

术区消毒铺巾后，拍照记录术前口内软硬组织情况（图 3-7）。

（三）切开翻瓣

切口的设计应考虑膜的完全埋入，同时上颌与下颌切口的位置也有差别。下颌切口应偏前庭沟一侧，而上颌则应偏腭侧，前牙区出于美学考虑应根据是否进行龈乳头重建来设计切口。如需要维持现有龈乳头的形态则手术切口应距龈乳头至少 2mm 为宜。局部浸润麻醉后，按设计切口切开，牙槽嵴顶正中行保留龈乳头切口，术区有炎症肉芽组织时，翻瓣后要彻底清除（图 3-8）。

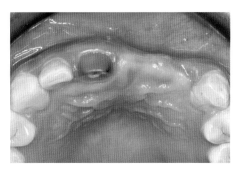

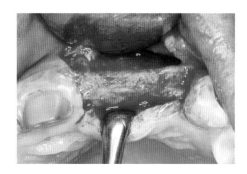

图 3-7　术前见缺牙间隙软组织基本正常,邻牙无明显颊舌向异位

图 3-8　保留龈乳头切口嵴顶正中切口,翻瓣后要彻底清除炎症肉芽组织,见唇侧骨缺损

(四)植入种植体

按照所采用的种植系统的说明,逐级制备种植窝,植入种植体(图 3-9)。

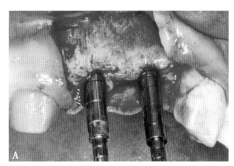

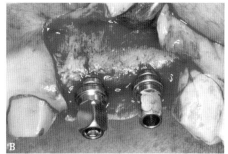

图 3-9　植入种植体

A. 逐级制备种植窝　B. 植入种植体见唇侧骨板较薄

(五)植入植骨材料

将人工骨材料与血液混合后植入骨缺损区(图 3-10)。在血供欠佳,骨皮质致密的骨缺损区,可用小球钻在骨皮质上钻若干滋养孔,增加术后血供,达到加快新骨形成的目的。

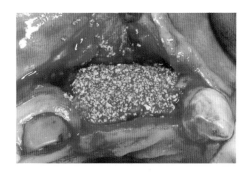

图 3-10　人工骨材料与血液混合后植入骨缺损区

（六）覆盖生物屏障膜

根据骨缺损区域的形态大小来修剪需要植入生物屏障膜的形态（图 3-11A），确保其能覆盖植骨区域，同时要注意与邻牙的距离。一般情况下，可吸收胶原膜应该覆盖过缺损边缘 3mm，改良水平褥式缝合固定膜（图 3-11B）。双层膜比单层膜能提供更好的可靠性，可防止膜位移时缺损区的暴露，同时双层膜吸收的速度更缓慢，有更加持久的膜屏障效果。当缺损区没有足够骨壁支持提供膜的稳定性时，应使用钛网、钛膜来提供额外的支持。还可以通过抽取自体血液制备 CGF 膜，为引导骨再生提供生长因子，加速骨缺损区的骨形成。

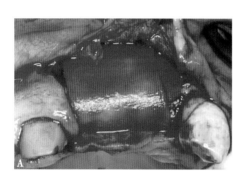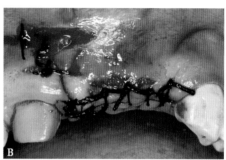

图 3-11　覆盖生物屏障膜

A. 根据骨缺损区域的形态大小来修剪需要植入生物屏障膜的形态　B. 缝合固定生物屏障膜，切口严密缝合

（七）护理配合要点

加强口腔和局部伤口的护理，保持手术区清洁，预防感染。如患者术后肿胀疼痛明显，则可以配合冰敷、理疗及消肿抗炎的药物治疗。

（八）复诊、回访

1. 术后当天电话回访，主要询问创口是否裂开，骨材料是否外露。

2. 术后 10～14 天拆线。

3. 术后 3 个月进行上部结构修复。

第五节　病 例 展 示

（一）例 1

1. 病例简介　患者，男，20 岁，左上前牙未萌出，要求种植牙。患者左上前牙一直未萌出，近来觉影响美观，今来广州医科大学附属口腔医院种植科要求种植修复。既往体建，否认系统病史，否认药物过敏史。

2. 检查　22 缺失，邻牙基本正常。CT 检查示 22 埋伏阻生（图 3-12）。

3. 诊断　22 埋伏牙。

4. 治疗计划　22拔除术＋即刻种植术＋引导骨再生术。

5. 治疗过程　见图3-13～图3-25。

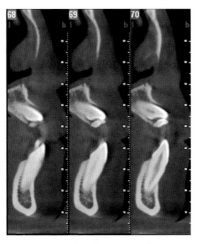

图3-12　术前CT检查示，22埋伏阻生，形态发育不良

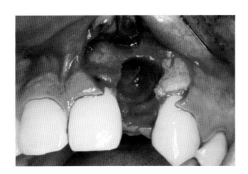

图3-13　手术翻瓣拔除22后，见唇面骨质缺损

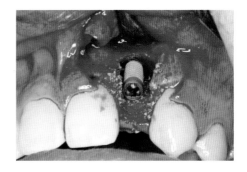

图3-14　逐级备洞后，植入种植体

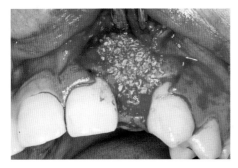

图3-15　植入骨粉，尽量与新鲜血液混合，以利于成骨

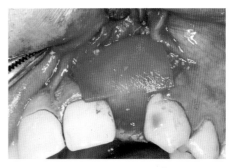

图3-16　覆盖可吸收胶原膜，光滑面朝软组织，粗糙面朝骨组织

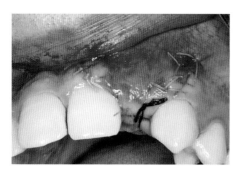

图 3-17　切口严密缝合时，要充分游离组织瓣，以防创口裂开

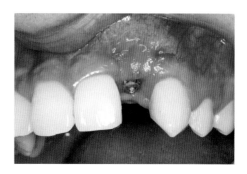

图 3-18　术后 6 个月行二期手术，上愈合帽牙龈成形

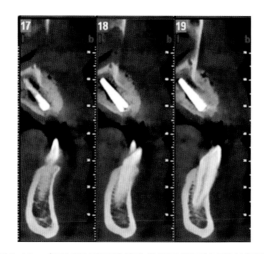

图 3-19　术后 CT 显示种植体位置及周围植骨材料影像

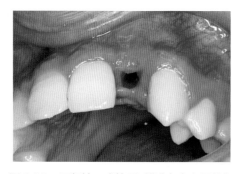

图 3-20　牙龈袖口成熟后，拟准备永久冠修复

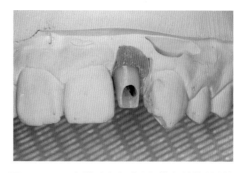

图 3-21　石膏模型上完成上部修复结构的制备

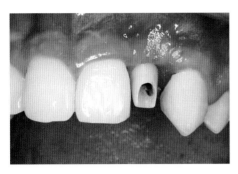

图3-22 全瓷基台在口内就位唇侧观

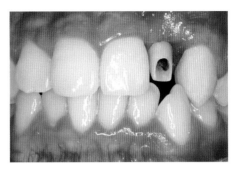

图3-23 全瓷基台在口内咬合关系唇侧观

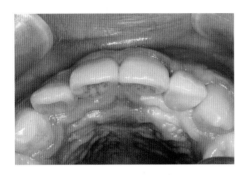

图3-24 永久修复后𬌗面观

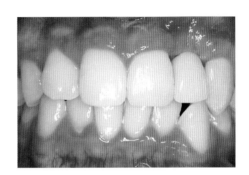

图3-25 永久修复后唇侧观

（二）例2

1. 病例简介　患者，男，35岁，右上后牙拔除后6个月。患者6个月前，因右上前牙龋坏，在本地诊所拔除，今来广州医科大学附属口腔医院种植科要求种植修复。既往体健，否认系统病史，否认药物过敏史。

2. 检查　14缺失，颊侧牙槽嵴明显凹陷。缺牙区间隙基本正常，邻牙无明显倾斜（图3-26～图3-28）。

3. 诊断　牙列缺损。

4. 治疗计划　牙种植术＋引导骨再生术（图3-29～图3-39）。

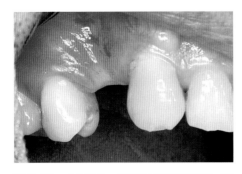

图3-26 14缺失，颊侧骨板可见凹陷，牙龈未见红肿异常

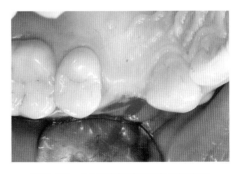

图3-27 14颊侧骨板凹陷（𬌗面观）

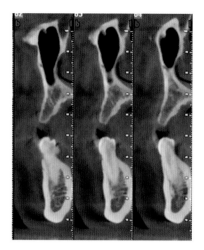

图 3-28 CT 示缺牙区牙槽嵴轻度萎缩，以牙槽嵴顶尤为明显

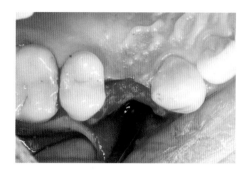

图 3-29 切开翻瓣后见颊侧骨板水平缺损（殆面观）

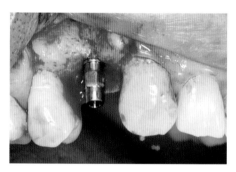

图 3-30 定位备洞后植入种植体一枚，图示植入的长轴方向（颊面观）

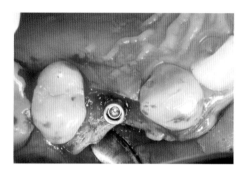

图 3-31 植入的近远中向和颊腭向（殆面观）

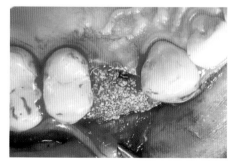

图 3-32 在植体的周围及颊侧植入骨粉，覆盖胶原膜（殆面观）

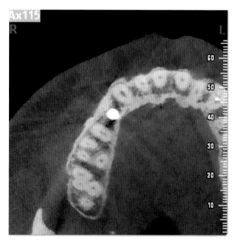

图 3-33 CT 示种植体位置良好，种植体颊侧骨凹陷区见充填骨粉影像

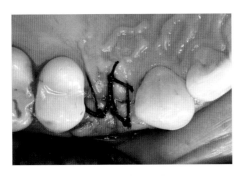

图 3-34 严密缝合创口

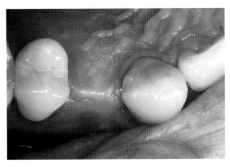

图 3-35 术后 6 个月牙龈愈合良好，植体无外露，可进行 2 期手术

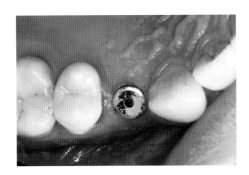

图 3-36 安放愈合帽，以利于牙龈成形

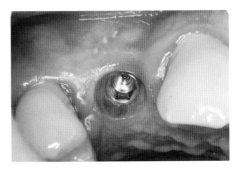

图 3-37 待牙龈袖口成型良好，牙龈无明显炎症后，可准备修复

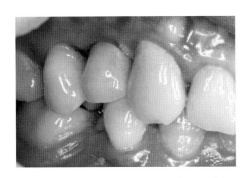

图 3-38 14 烤瓷冠修复后，咬合关系良好

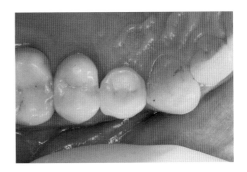

图 3-39 冠粘接修，邻接良好

（三）例 3

1. 病例简介　患者，男，32 岁，外伤致左上前牙缺失 4 年。患者 4 年前因车祸致左上前牙缺失，未行特殊治疗。既往体建，否认系统病史，否认药物过敏史。

2. 检查　12、11、21 缺失，唇侧牙槽嵴明显凹陷。CT 检查显示上前牙区牙槽嵴明显萎缩（图 3-40～图 3-42）。

3. 诊断　牙列缺损。

4. 治疗计划　上颌前牙区引导骨再生术,同期种植。

5. 治疗过程　见图 3-43～图 3-61。

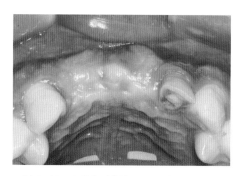 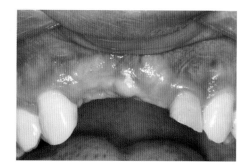

图 3-40　唇侧牙槽嵴明显凹陷(殆面观)　　　图 3-41　唇侧牙槽嵴明显凹陷(唇面观)

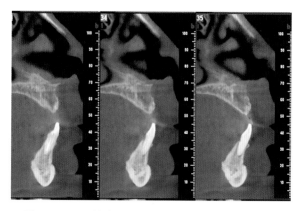

图 3-42　CT 检查显示上前牙牙槽嵴明显萎缩缺损

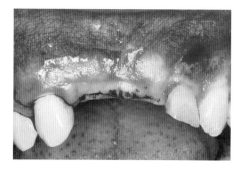 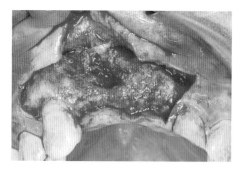

图 3-43　牙槽嵴顶正中切口,保留 22 近中　　图 3-44　切开翻瓣后,见唇侧骨皮质凹陷缺
龈乳头　　　　　　　　　　　　　　　　　　损明显

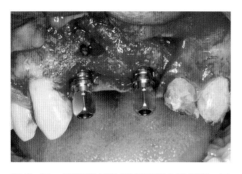

图 3-45 常规制备种植窝后植入种植体，见唇侧有骨缺损

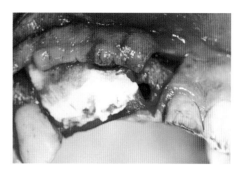

图 3-46 在上前牙唇侧植入骨粉及胶原膜

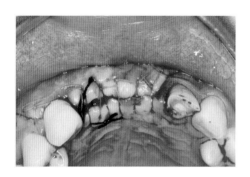

图 3-47 切口严密缝合时，要充分游离组织瓣，以防创口裂开植骨材料外露

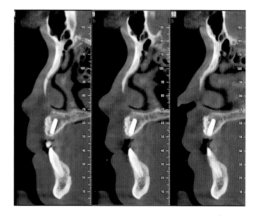

图 3-48 术后 CBCT 显示植骨区域丰满

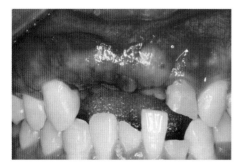

图 3-49 术后 1 周，术区拆线。创口愈合良好，未见植骨材料外露

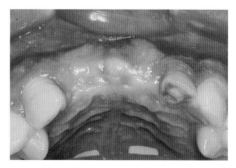

图 3-50 术后 6 个月后，牙龈愈合良好，软组织稍有退缩，唇侧丰满度可（𬌗面观）

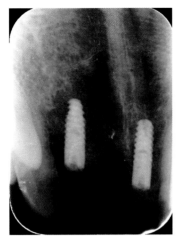

图 3-51 术后 6 个月根尖片示种植体周围骨结合良好

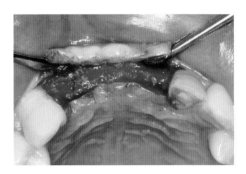

图 3-52 牙槽嵴顶切口翻瓣，见成骨良好，种植体顶部有新骨形成

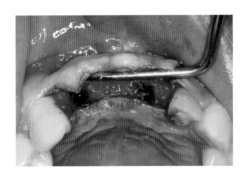

图 3-53 去除种植体顶部的新形成的骨组织

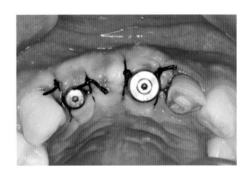

图 3-54 种植体上部连接愈合基台，缝合创口

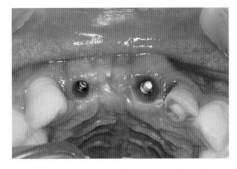

图 3-55 两周后拆线，见牙龈袖口已成熟（𬌗面观）

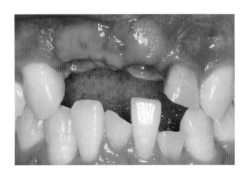

图 3-56 牙龈袖口已成熟，龈缘形态可（唇面观）

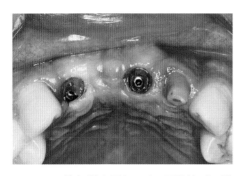

图 3-57　修复基台置入口内，见就位到正常
（殆面观）

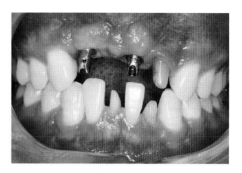

图 3-58　修复基台的选择能为恢复良好的
咬合关系提供空间（唇面观）

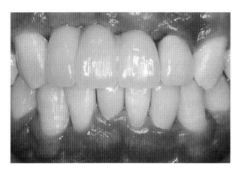

图 3-59　完成上部修复体，见牙龈形态初步
恢复（唇面观）

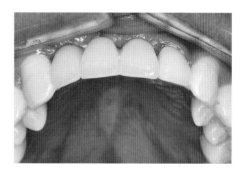

图 3-60　上前牙区牙弓形态（殆面观）

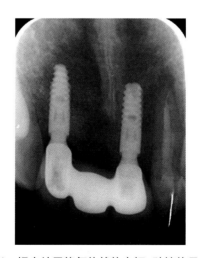

图 3-61　根尖片见修复体就位良好，种植体骨结合可

（田克斌）

参考文献

1. 王晓敏, 李旭东. 引导骨组织再生膜研究和应用进展. 生物医学工程学杂志, 2008, 25 (4): 941-944

2. 薛英, 刘强. 膜引导性骨再生研究进展. 国际骨科学杂志, 2006, 27 (2): 110-112

3. 赵红宇. 侵袭性牙周炎病因及临床研究现状与进展. 郑州: 郑州大学, 2006

4. 杨志明. 创伤修复与功能重建的主要进展. 实用医院临床杂志, 2006, 3 (4): 6-8

5. 俞焕苗, 黄剑奇. 下颌牙槽嵴增高术进展. 中国口腔种植学杂志, 2005, 10 (4): 191-194

6. 许丰伟, 柳忠豪. Choukroun 富血小板纤维蛋白在口腔种植骨缺损中的研究与进展. 中国组织工程研究, 2012, 16 (4): 741-744

7. 俞焕苗, 黄剑奇. 下颌牙槽嵴增高术进展. 口腔医学, 2004, 24 (1): 50-52

8. 何添荣, 赖红昌, 张志勇. GBR 修复种植体周围骨开窗/骨开裂的临床应用进展. 口腔材料器械杂志, 2012, 21 (1): 48-50

9. 段莉, 杨保秀, 欧炯光. 联合应用生物材料引导牙周组织再生的研究进展. 临床口腔医学杂志, 2003, 19 (5): 312-314

10. 刘斌, 李文, 岑远坤. 剩余牙槽嵴增高的研究和进展. 中国口腔种植学杂志, 2001, 6 (1): 40-43

11. 董研, 徐董, 王新木. 牙种植可吸收性引导骨再生膜的研究进展. 中国生物医学工程学报, 2010, 29 (5): 765-769

12. 谭鸾君, 王磊. 牙槽嵴保存的研究进展. 中国口腔种植学杂志, 2014, 19 (3): 140-142

13. 周艺群, 吴汉江. 可吸收性 GTR 膜材料的研究现状与进展. 中国口腔种植学杂志, 2002, 7 (1): 42-45

14. 白晓雪, 孙勇, 陈红亮. 种植体与引导新生骨结合性能影响因素的研究进展. 西南国防医药, 2013, 23 (4): 456-458

15. 于雷, 靳安民. 膜引导性骨再生的研究进展. 骨与关节损伤杂志, 2000, 15 (1): 78-79

16. 鄂玮, 马卫东. 引导骨再生膜的应用和研究进展. 口腔医学研究, 2011, 27 (5): 441-443

17. 包崇云, 陈治清. 引导骨再生膜及其应用研究进展. 中国口腔种植学杂志, 2000, 5 (2): 95-97, 100

18. 马武秀, 程迅生. 自体骨移植修复骨缺损的研究进展. 中国骨与关节损伤杂志, 2011, 26 (6): 574-576

19. 郑丽纯, 周延民. 上置法 (Onlay) 植骨术中块状骨应用的研究进展. 口腔医学研究, 2010, 26 (6): 909-911

20. 陈锦平, 张帆. 骨缺损的治疗研究进展. 中国骨伤, 2004, 17 (12): 767-768

21. 李凤, 班宇. 即刻种植的临床研究新进展. 临床口腔医学杂志, 2012, 28 (2): 126-128

22. 牛文钰, 滕伟. 引导组织再生膜在口腔中应用的研究进展. 安徽医学, 2010, 31 (11): 1383-1386

第四章
自体骨移植术

第一节 概 述

自体骨移植被认为是修复骨缺损的金标准,因为它有着比其他骨移植材料更多的优势。自体骨具有骨生成性,其含有成骨细胞、骨细胞和间充质干细胞等;还含有的生长因子和骨形成蛋白能够促进骨组织的重建,生长因子在自体骨移植后的愈合过程中能够加速成骨细胞的成骨作用。此外,自体骨移植没有免疫排斥反应,也无传播疾病的危险;它可以很好地增加颌骨的骨量,改善残余牙槽嵴的形态和上下颌骨的关系,改善修复治疗的功能和美学效果,被视为最理想的骨移植材料。

适应证:

1. 骨缺损类型 如为 Allen 分类法中的中重度骨缺损(详见第一章第一节)。

2. 不吸烟者 有调查表明,吸烟或曾经吸烟患者,手术发生并发症的几率高于不吸烟者,因此应嘱患者术后戒烟或加以控制。

3. 无吸毒史者 有报道称局部应用可卡因可导致上置法植骨骨块坏死失败,所以要警惕患者可能的吸毒史。

4. 血糖控制良好的患者 糖尿病患者软硬组织愈合能力较差,应慎用上述植骨术。

5. 无其他手术禁忌证者。

第二节 术 前 准 备

1. 术前牙周洁治,对于重度牙周病患者需要在控制好牙周病情后再行手术。

2. 免疫力低下、手术创面较大患者,术前可使用抗生素预防感染。

3. 术前使用漱口水含漱,每次含漱 1 分钟,一共 3 次。

4. 对于血压稍高、轻微心脏病等患者可以在心电监护下进行手术。

5. 对有系统性疾病,术中可能使用药物的,可以开放静脉通道。

6. 临床技术使用的相关设备、材料和器械(根据手术取骨部位及范围而选择)。

（1）超声骨刀（图 4-1）：超声骨刀具有以下优点：

1）高精度切割：在可调节的超声频率下，其机械振动产生水平振动和垂直锤击动作，刀头振幅为 40～200μm，允许骨切割达到的最大精度。

2）选择性骨切割：超声频率为 25kHz～45kHz，振幅在 40～200μm 之间，只对矿化组织有切割作用，由于只有 50kHz 左右的频率才能有效切割神经、血管和黏膜等软组织，所以超声骨刀的低频率振动使附近软组织（神经、血管和黏膜等）损伤的风险最小化。

3）保护骨结构和细胞：超声振动所产生的水气流与高精度切割，无热量积累，对切口无灼伤，加上适量冷却水雾的作用，创口温度可降到 38℃ 以下，对周围神经、血管无热损伤，骨切割表面无坏死，缩短术后愈合时间。

4）视野清晰：特征性的水气流使切骨线清晰、干净，不仅控制了骨切割处的温度，也使手术视野非常清晰。

5）操作舒适：超声骨刀具有多种用途，多种形状、角度和弯度的手术刀头，适合不同手术部位的需要，可进行复杂切割和在狭窄、难以到达的角度进行手术；此外，在操作中无需施加压力，能轻松控制切割动作，使术者操作更加方便、舒适。

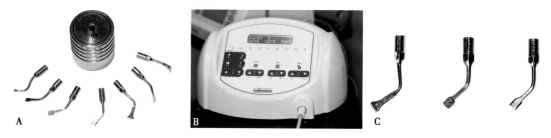

图 4-1 超声骨刀

A. 超声骨刀不同形状工具头　B. Silfradent（意大利）超声骨刀　C. 超声骨刀不同工作头

（2）空心取骨钻：空心钻（图 4-2）可以从手术区域或口内其他供骨区获取环状骨块，也可在种植体植入的同时利用种植体固定环状骨块（骨环技术）。术前应通过影像学检查对需要取骨的区域和骨量进行评估，精确计算骨环的直径和高度，使取出的骨环与骨缺损区域形态匹配。

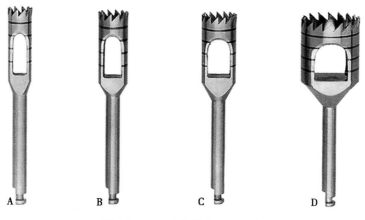

图 4-2 不同直径的空心取骨钻

（3）慢速备洞法：某些种植系统在先锋钻初步预备种植窝洞，后续扩孔钻采用慢速法（<50r/min）制备种植窝，制备过程中不冲水，收集自体骨（图4-3）。慢速法制备种植窝优点明显，既减轻了患者对新增创伤产生的术后反应，又可将收集的骨屑用于修复骨缺损。

（4）裂钻取骨：裂钻通常在直机头上，这种方法主要用于块状骨移植，从供区获取骨块后再将其固定在受植区。由于裂钻速度较快，在操作过程中需冲水冷却，防止软组织损伤。

（5）骨刮刀取骨：骨刮刀的工作原理是通过刀刃锋利的部位将骨屑（骨泥）从暴露的骨表面游离下来，可用于GBR或者其他的骨增量手术中（图4-4）。

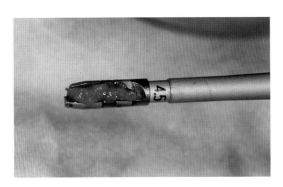

图4-3　慢速备孔获取的自体骨

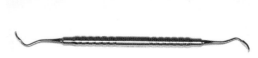

图4-4　骨刨

第三节　取骨部位的选择及操作要点

种植外科经常选用的供骨区为下颌骨颏部、下颌骨外斜线及髂嵴等部位，这是由于它们与作为受骨区的牙槽嵴同属膜内成骨骨组织，与软骨成骨骨组织相比植骨后血管再生快，骨愈合牢固，骨块稳定吸收少。实验证明膜内成骨骨组织中的胶原蛋白的生物化学特性与颌骨很相似，并含有大量骨形成蛋白和生长因子，具有很强的诱导能力，所以能与颌面部骨组织形成良好的骨愈合。供骨区的选择主要依据所需要的植骨量、受骨区的位置、术后并发症以及患者供骨区实际解剖特点等因素综合而定（表4-1）。

表4-1　不同取骨部位的比较

	口内		口外	
	正中联合	下颌升支	髂嵴	颅骨外板
取骨量	低	中	高	高
移植后骨吸收	低	低	高	低
失败率	中	低	高	低
适应证	少量骨缺损，外斜线不可用的情况下	小到中度的骨缺损	大量骨缺损，颅骨不可用	大量骨缺损

（一）正中联合（颏部）取骨

下颌骨颏部取骨的手术入路相对简单，并且能获得较多的骨组织。常规安全的取骨范围为下前牙根尖 5mm 以下，下颌骨下缘的骨皮质以上，双侧颏孔前 5mm 以内（图 4-5），正中联合处的取骨量约为 5mm^3。

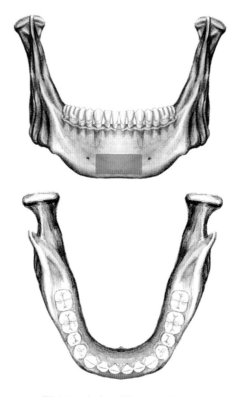

图 4-5　红色区域示取骨范围

1. 术前检查　临床评估缺牙区骨缺损的量及骨缺损形态，并据此判断需要移植骨量。影像学检查作为临床检查的重要辅助手段，通过影像学检查可以评估缺牙区三维方向骨缺损情况、邻牙情况，重要解剖结构的位置及骨密度等。

2. 麻醉　一般采用盐酸阿替卡因进行浸润麻醉，对有焦虑的患者可术前使用氧化亚氮镇静，对体质较差的患者也可进行全麻，以便手术顺利进行。

3. 切口设计　切口的设计有两种方式，即前庭区切口和附着龈切口。

（1）前庭切口：双侧颏孔或下牙槽神经阻滞麻醉和前庭沟局部浸润麻醉下，用拇指和示指将下唇牵向前方，于下颌移行皱襞下 3～4mm 处做平行于移行皱襞的切口，从尖牙至对侧尖牙牙间，切开黏膜及颏肌，至骨膜下，注意不可伤及颏神经及其分支。切开后于骨膜下分离，向下翻起黏骨膜瓣，显露颏部骨面后按常规方式取骨（图 4-6A）。

（2）附着龈切口：常规局部麻醉下于附着龈上作平行于𬌗平面的切口，注意切口尽量平分附着龈。于双侧尖牙与前磨牙间做垂直于附着龈切口的松弛切口，于骨膜下分离将黏骨膜瓣向下翻（图 4-6B）。由于附着龈在下前牙区相当菲薄，翻起黏骨膜瓣时从牙槽嵴上剥离附着龈时要小心勿将其撕裂,增加缝合关闭伤口的难度。向下翻起黏骨膜瓣,充分显露颏部骨面后按常规方式取骨,明胶海绵填塞止血,采用悬吊式缝合方式关闭伤口。

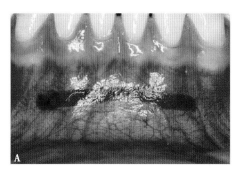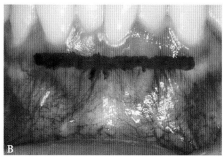

图4-6 切口设计

A. 前庭沟切口,在前庭沟部位做水平切口,翻开黏骨膜瓣,暴露供骨区　B. 附着龈切口,在膜龈联合上方的附着龈处做水平切口翻开黏骨膜瓣,暴露供骨区

颏部取骨时采用传统的前庭沟切口设计,较易出现伤口裂开,即便是未出现裂开,在愈合后也有较为明显的瘢痕形成。采用附着龈切口设计进行取骨,能提供较理想的手术入路,并由于能较好地达到无张力复位组织瓣,术后伤口愈合较好,且愈合后无明显的瘢痕形成。

4. 取骨　暴露颏部骨面后,根据所需植骨量以球钻定点或者采用外科标记染料进行标记所需取骨范围。采用相关取骨工具进行截骨,深达骨髓腔,可取得外侧骨皮质和深部骨松质,不要深入到对侧骨皮质,以免引起口底血肿(图4-7)。

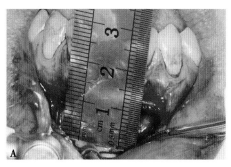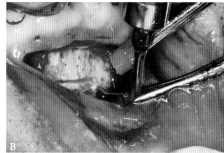
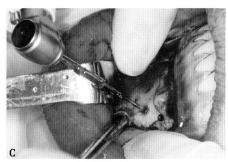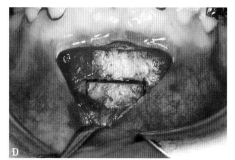

图4-7 取骨过程

A. 钢尺标记取骨范围　B. 使用截骨工具(如动力系统或超声骨刀)进行取骨　C. 打孔钻打孔以便取骨后钛钉固定骨块　D. 撬开移植骨块

依据骨缺损区形态所取块状骨进行修整,并去除锐利边缘,使之能够平稳贴附于受植区以保证移植骨块的充分血供,因此需要修整骨面使其更加密贴,同时需要使用坚强固定的方式(如使用纯钛钉)将骨块稳定固定在植骨床上,以保证新骨血管化过程不被干扰。对于移植骨块与受植床之间存在的骨间隙,可以使用骨充填材料充填,外置一层可吸收胶原膜(图4-8)。

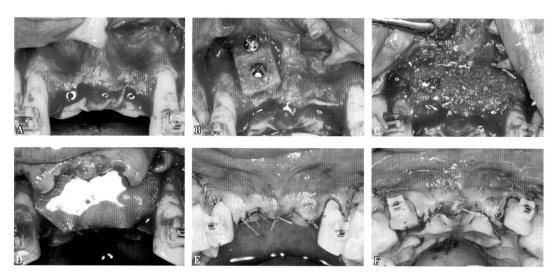

图4-8 植骨过程

A. 翻开黏骨膜瓣后显示唇侧根方具有较大的骨性凹陷　B. 使用钛钉将移植骨块固定在受植床上　C. 在移植骨块与骨床间的间隙内填入人工骨替代材料　D. 使用胶原膜覆盖骨替代材料　E、F. 无张力关闭创口,严密缝合

5. 供骨区的处理　通常在移除块状骨后,可以将止血材料如明胶海绵置于骨松质表面即可,创面一般能自行恢复。当在获取较大的骨块时,供区可以使用骨替代材料,如 Bio-Oss 来维持颏部的形态外形,减少患者的不适感(图4-9)。

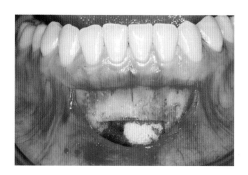

图4-9 骨块取出后,在供骨区填入明胶海绵

6. 关闭创口　前庭沟切口,应分离前庭沟切口上方的黏膜,以减少水肿和下唇运动时所产生的张力。在保证无张力的情况下,采用间断或褥式加间断关闭创口。附着龈切口可采用悬吊式缝合来关闭创口,也可放置引流条引流(图4-10),一般术后24小时拆掉引流条。

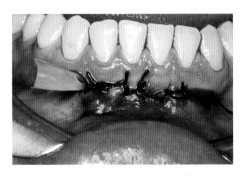

图4-10　放置引流条,严密缝合

(二)外斜线取骨

外斜线取骨是目前种植较为常见的取骨部位,它具有创伤小、术后并发症少、对患者的外形及功能不造成影响等优点,同时下颌骨为膜内成骨,植骨成活率高,吸收少,且多为骨皮质,有利于维持种植体周围骨组织的稳定及保证长期成功(图4-11)。

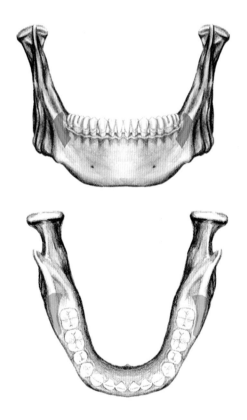

图4-11　红色部分示取骨部位

1. 取骨前的临床检查(同前)。

2. 麻醉(同前)。

3. 切口设计　将下颌支与外斜线形成的钝角作为黏膜切口的起始点。在外斜线的内侧做切口,向前延伸,止于下颌第一磨牙区,避免损伤颏神经。分离并充分显露外斜线,将专用的拉钩置于外斜线上。牵引拉钩,拉开覆盖在下颌支上的软组织,显露颞肌附着。

4. 取骨 取骨范围如图 4-12 所示,根据需要移植的骨量确定应暴露的骨面,设计骨块边缘,用小球钻制备穿通骨皮质层数个小孔来标示取骨范围。骨块前缘的切开是使用细裂钻垂

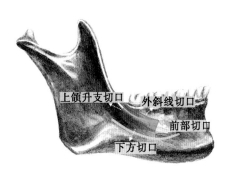

图 4-12 标示的取骨范围

直磨开下颌支前面的骨皮质,注意钻至显露骨松质即可,有骨髓的出血则表明已达骨松质层。骨块下缘的切开不需要切透骨皮质层,用大球钻和长柄直机头磨出一个骨沟即可。用裂钻在外斜线的内侧行矢状骨切开。所需要移植骨块的大小以及下颌管的解剖结构决定了前方伸展的范围。同样下后方的垂直截骨也使用裂钻。完成上述骨切开后,用富有弹性直刃硬骨凿撬动凿断外侧骨板,小心取出骨块,避免损伤下牙槽神经(图 4-13)。

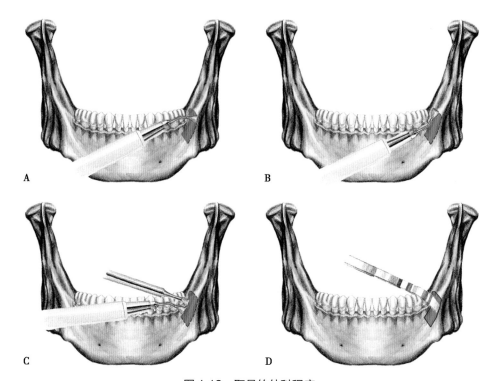

图 4-13 取骨的外科程序
A. 使用超声骨刀做水平骨切口 B. 使用超声骨刀做垂直骨切口
C. 使用工具撬动骨块 D. 骨块移除后

5. 植骨 当用外置法植骨时可依据骨缺损区形态将所取块状骨进行修整,并去除锐利边缘,使之能够平稳贴附于受植区以保证移植骨块的充分血供,因此需要修整骨面使其更加密贴,同时需要使用坚强固定的方式将骨块稳定固定在植骨床上,以保证新骨血管化过程不被干扰

（图4-14）。若用于上颌窦外提升，可将骨块用骨研磨器进行粉碎处理。

6. 供骨区的处理　通常在移除块状骨后，可以将止血材料如明胶海绵置于骨松质表面即可，创面一般能自行恢复。

7. 关闭创口　该区域创口关闭要确保无张力，可采用间断缝合关闭创口。

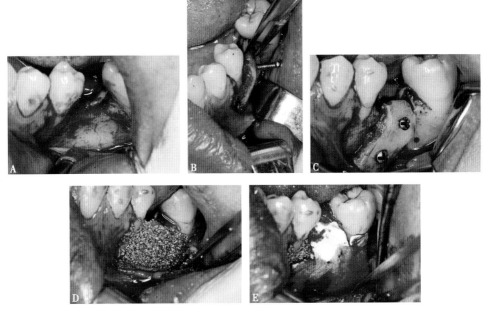

图4-14　植骨

A. 下颌后牙区颊侧骨板缺损　B. 块状骨预先打孔以旋入钛钉　C. 块状骨用钛钉进行固定
D. 块状骨与骨壁之间及骨缺损处植入人工骨替代材料　E. 在骨替代材料上放置可吸收胶原膜

（三）髂骨

对于缺骨量较大的可以选择自体髂骨块状骨移植，实现上颌前牙区牙槽嵴骨缺损区较大量的骨高度及宽度的恢复。但由于髂骨的骨松质成分较多，其成骨方式是软骨内成骨，移植到膜内成骨的上颌牙槽嵴区域时，出现骨吸收的风险将显著高于同为膜内成骨的下颌骨颏部及外斜线的骨块。因此，在髂嵴取骨时可于骨皮质含量相对较多的髂嵴前部获取骨块。

皮肤切口起于髂嵴内侧3~4cm，注意皮肤切口不要超过髂嵴的外侧缘，切开皮下脂肪层，直至显露腹肌和臀肌间的腱膜。然后切口的方向转为沿着髂嵴向后，直达骨面。仔细分离阔筋膜，保证其完整性，以便在关闭手术创口时组织有良好的适应性。可在受植区做梯形切口，翻起黏骨膜软组织瓣，测量缺牙区剩余骨量并预计缺损骨量以确定取骨量。清除髂前上棘软组织，用细裂钻或微型骨锯及薄骨凿在髂前上棘内侧切取相应大小的骨块，保留髂嵴的完整，修整切取的骨块，并使其髓腔面尽可能与受植区骨面贴合（图4-15）。由于髂骨需要开辟口外新的术区，需要在全麻的情况下进行手术，同时手术需要住院观察治疗。此外，髂骨移植后常常吸收较明显，因此临床中该技术使用得越来越少。

（四）其他取骨部位

胫骨、颅骨外板等目前在临床上应用不多的取骨技术不在本章详细介绍。

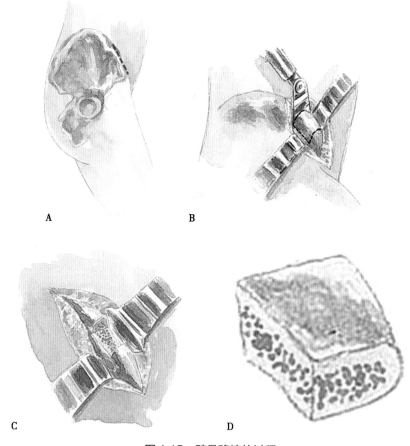

图4-15　髂骨移植的过程
A. 在髂嵴部位进行骨切口的设计　B. 使用骨锯进行截骨
C. 按照受植区所需大小截取骨块　D. 截取的自体骨块

第四节　植骨术后的护理

（一）病情观察

术后应立即拍摄 X 线片，了解手术结果。同时密切观察患者生命体征和全身状况，主动询问患者有无不适。评估患者对术后疼痛的耐受，必要时可遵医嘱给予止痛药。

（二）并发症的护理

1. 创口裂开　主要原因为未做减张缝合，尤其在诱发感染的情况下，更容易导致创口裂开。术后应密切观察患者创口，告知患者禁止使用患侧咀嚼过硬的食物，不能用手触碰患处。还应特别注意患者口内的情况，如有裂开迹象，应加强护理，告知患者使用氯己定含漱，创口处可涂布透明质酸或派力奥；若有裂开，但无感染的情况下，嘱患者保持口腔卫生，抗炎治疗即可；若创口裂开并伴有感染，此时应清理感染灶，视情况考虑是否取出移植骨块。

2. 出血　患者因黏骨膜剥离损伤大或黏膜下剥离广泛，尤其是术后压迫不够，均易发生黏膜下或皮下出血，要特别检查术区有无出血、渗血、红肿等。术区局部淤血可在数天后吸收。如遇全身因素，有出血倾向的患者应对症处理。

3. 感染　术后遵医嘱给予抗生素常规预防感染，静脉滴注，每天一次，共 3 次，并指导患者术后坚持用复方氯己定含漱液漱口，每天 3 次，每次在餐后口内含漱，保持口腔卫生。

（三）健康宣教

告知患者术后 24 小时内口内出现少量血丝属正常现象，术后第 2～3 天为脸面部肿胀高峰期，一旦出现不要过分紧张和担心，可指导患者在术后 24 小时内在脸面部冷敷以减轻水肿，48 小时后可做热敷或理疗。嘱患者术后 2 小时后方可进流食，用健侧咀嚼食物，不要进食过冷过热过硬的食物，餐后漱口，注意保持口腔卫生。交代患者注意休息，避免剧烈运动，不开车、不饮酒、不吸烟和不洗热水澡，睡觉枕头稍垫高。由于该患者在植骨的同时还植入了骨粉和胶原膜，增加了缺损区域的表面积，尽管医师在术中已经尽量松解黏骨膜瓣，但缝合的切口仍具有张力大、黏膜薄和易撕裂等特点，因此嘱患者漱口时，动作要轻柔，选择柔软的牙刷刷牙，避免在切口处造成损伤。嘱咐患者术后 7～10 天拆线，口腔内种植部位 3～6 个月不能承受压力。

第五节　病 例 展 示

1. 病例简介　患者，女，31 岁，上颌前牙缺损 3 个月，要求种植牙修复。否认系统病史，否认药物过敏史。

2. 检查　口腔卫生良好，咬合关系正常，11 缺失，牙槽嵴明显萎缩，CT 检查示 111 唇侧骨板凹陷，牙槽嵴呈刃状（图 4-16）。

3. 诊断　牙列缺损。

4. 治疗计划　下颌正中联合处获取自体骨，用于恢复上颌牙槽骨的水平向骨宽度。上颌前牙区自体骨移植后 6 个月，拟行 11 位点植入 1 枚种植体支持的固定修复。

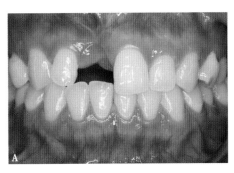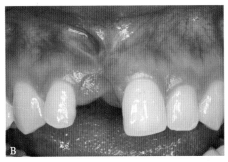

图 4-16　术前检查

A. 上前牙 11 缺失，口腔卫生良好，咬合关系正常　　B. 唇面观 11 缺失，牙槽嵴欠丰满

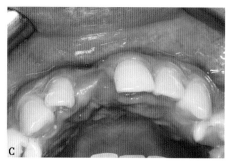
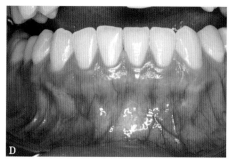

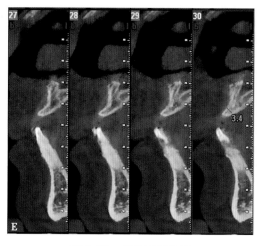

图 4-16 术前检查(续)

C. 𬌗面观 11 牙槽嵴成刃状,黏膜增厚 D. 供骨区域 E. 11 术前 CT 示唇侧骨板凹陷,牙槽嵴呈刃状,下前牙区骨量充足

5. 治疗过程

(1)一期植骨过程(图 4-17～图 4-44)。

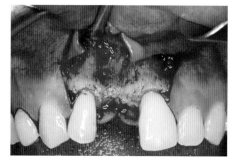

图 4-17 唇侧斜坡状骨缺损,11 骨缺损较大,进行测量后,估算自体骨移植重建缺牙区骨量

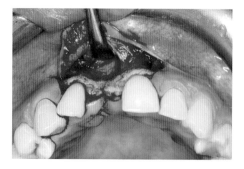

图 4-18 𬌗面观显示牙槽嵴呈刃状,有骨性倒凹

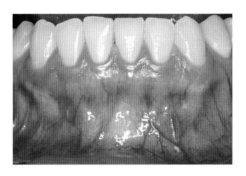

图 4-19 对供骨区进行术前评估,估计取骨范围和进行切口设计

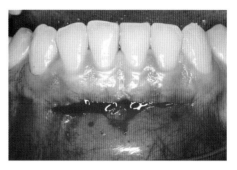

图 4-20 双侧颏孔或下牙槽神经阻滞麻醉和前庭沟局部浸润麻醉下,用拇指和示指将下唇牵向前方,于下颌移行皱襞下 3~4mm 处做平行于移行皱襞的切口,从尖牙至对侧尖牙牙间,切开黏膜及颏肌至骨膜

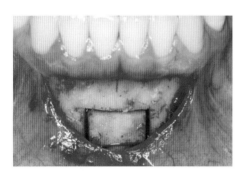

图 4-21 自下颌颏部截取自体骨进行骨块移植,用超声骨刀截取块状骨

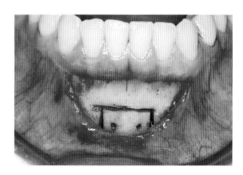

图 4-22 撬开块状骨前先用与钛钉配套的打孔钻在骨皮质打孔

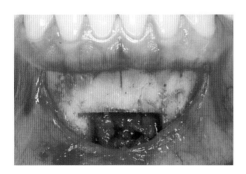

图 4-23 撬开骨块后,供骨区暴露骨松质,关闭创口时放置明胶海绵填塞缺损部位

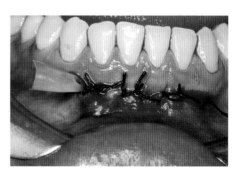

图 4-24 在保证无张力的情况下,采用间断缝合关闭创口,放置引流条引流

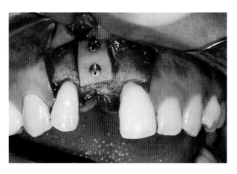

图 4-25 块状骨用钛钉进行固定,对过锐的骨边缘进行修整

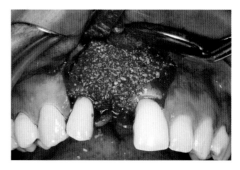

图 4-26 块状骨与骨壁之间及骨缺损处植入人工骨替代材料,填满块状骨与骨壁之间的缝隙

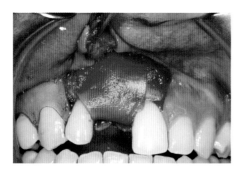

图 4-27 人工骨材料表面覆盖胶原膜

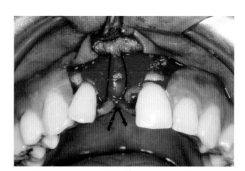

图 4-28 用粗线固定胶原膜,移行沟处减张以保证创口完全关闭

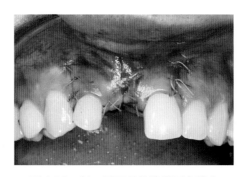

图 4-29 创口用可吸收缝线严密缝合

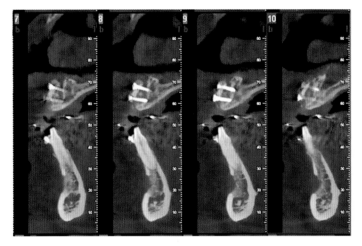

图 4-30 术后 CBCT 显示 11 受植区部位移植的自体骨及骨替代材料

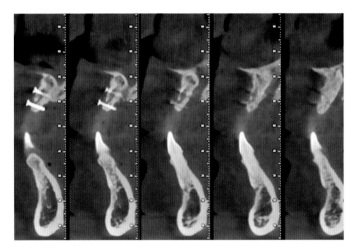

图 4-31 骨移植 4 个月后 CBCT 显示 11 受植区部位移植的自体骨

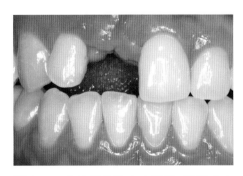

图 4-32 自体骨移植 4 个月后，黏膜愈合良好

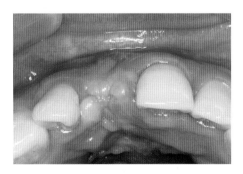

图 4-33 殆面观显示牙槽嵴宽度较之前有明显改善

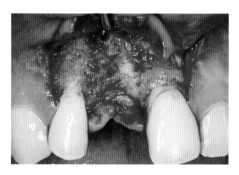

图 4-34　翻开黏骨膜瓣，取出钛钉，移植的自体骨与受区骨长合在一起

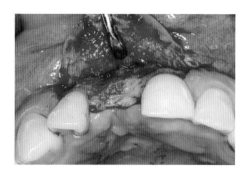

图 4-35　𬌗面观牙槽骨宽度得到一定程度改善

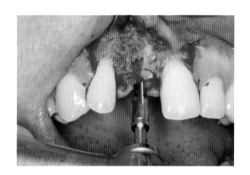

图 4-36　11 区域进行逐级备孔

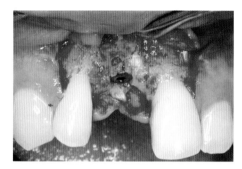

图 4-37　种植体植入后，颈部骨薄弱，仍需进一步行骨增量

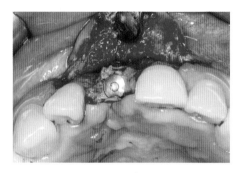

图 4-38　𬌗面观

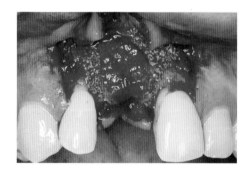

图 4-39　在唇侧填入 Bio-Oss，外侧盖一层 CGF 膜

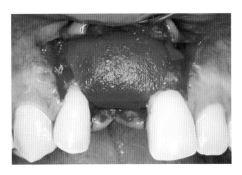

图 4-40　最外层覆盖一层可吸收胶原膜,范围超过骨移植部位 2mm 为宜

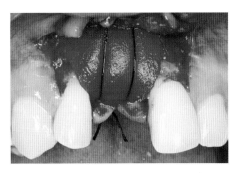

图 4-41　使用 3-0 丝线将胶原膜固定,防止移位

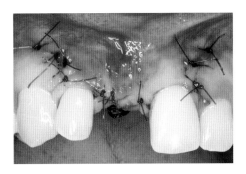

图 4-42　减张,严密缝合

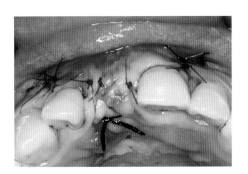

图 4-43　𬌗面观

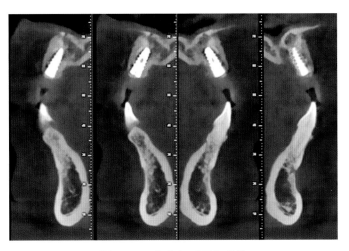

图 4-44　术后 CBCT 矢状位

（2）术后护理：自体骨移植术手术创面较大,术后反应严重,一般常规术后服用抗生素 3～7 天,肿胀疼痛严重的可静脉用药防治术区感染。供骨区与受骨区一般术后 7～10 天拆线,也可采用可吸收的缝线则不需拆线。植骨区一般都有一定的张力,要避免受外力,以免创口裂开。

（李　军）

49

参考文献

1. Seibert JS. Reconstruction of deformed, partially edentulous ridges, using full thickness onlay grafts. Part II. Prosthetic/periodontal interrelationships. Compend Contin Educ Dent, 1983, 4(6): 549-562

2. Berengo M, Sivolella S, Majzoub Z, et al. Endoscopic evaluation of the bone-added osteotome sinus floor elevation procedure. Int J Oral Maxillofac Surg, 2004, 33(2): 189-194

3. Sohn DS, Lee JS, An KM, et al. Piezoelectric internal sinus elevation(PISE)technique: a new method for internal sinus elevation. Implant Dent, 2009, 18(6): 458-463

4. Vercellotti T, De Paoli S, Nevins M. The piezoelectric bony window osteotomy and sinus membrane elevation: introduction of a new technique for simplification of the sinus augmentation procedure. Int J Periodontics Restorative Dent, 2001, 21(6): 561-567

5. Preti G, Martinasso G, Peirone B, et al. Cytokines and growth factors involved in the osseointegration of oral titanium implants positioned using piezoelectric bone surgery versus a drill technique: a pilot study in minipigs. J Periodontol, 2007, 78(4): 716-722

6. Eggers G, Klein J, Blank J, et al. Piezosurgery: an ultrasound device for cutting bone and its use and limitations in maxillofacial surgery. Br J Oral Maxillofac Surg, 2004, 42(5): 451-453

7. Park HD, Min CK, Kwak HH, et al. Topography of the outer mandibular symphyseal region with reference to the autogenous bone graft. Int J Oral Maxillofac Surg, 2004, 33(8): 781-785

8. Schuler R, Verardi S. A new incision design for mandibular symphysis bone-grafting procedures. J Periodontol, 2005, 76(5): 845-849

9. Güven O. Rehabilitation of severely atrophied mandible using free iliac crest bone grafts and dental implants: report of two cases. J Oral Implantol, 2007, 33(3): 122-126

10. Crespi R, Vinci R, CapparèP, et al. Calvarial versus iliac crest for autologous bone graft material for a sinus lift procedure: a histomorphometric study. Int J Oral Maxillofac Implants, 2007, 22(4): 527-532

11. Schwartz-Arad D, Levin L. Multitier technique for bone augmentation using intraoral autogenous bone blocks. Implant Dent, 2007, 16(1): 5-12

第五章
上颌窦提升术

患牙炎症、拔牙后牙槽嵴吸收及上颌窦气化（maxillary sinus pneumatization）均可导致上颌后牙区的骨量减少，常造成种植位点的骨高度和（或）宽度不足。上颌窦提升术（sinus floor elevation）系指通过不同的手术入路提升上颌窦窦底或黏膜，在黏膜和窦底之间植入骨移植材料，同期或延期行种植体植入的一种骨增量技术。根据入路不同上颌窦提升术可分为两类：上颌窦侧壁开窗法又名上颌窦外提升，牙槽嵴冲顶法又名上颌窦内提升。

第一节　上颌窦解剖结构与病变

上颌窦是上颌后牙区种植体植入和上颌窦提升术前评估的重要的解剖结构，检查项目主要包括其大小和形态、窦黏膜、骨间隔、窦壁血管以及患牙和邻牙牙根与窦底的关系等，检查手段主要为CBCT。

（一）正常解剖结构

1. 形态（morphology）　上颌窦由前外壁、后外壁、内壁和窦底组成。上颌窦大小和形态变异较大，与年龄、炎症状态以及是否缺牙等因素有关（图 5-1）。上颌窦宽度（maxillary sinus width）也是评估的重要内容，研究显示平均宽度为 12mm，宽度过窄不利于上颌窦黏膜剥离。

2. 窦黏膜（schneiderian membrane）　窦黏膜厚薄不一，正常厚度为 0.3～0.8mm。黏膜增厚的人群约为 42%，其原因主要为牙源性感染如牙周炎和根尖周炎，也与鼻过敏和上呼吸道疾病

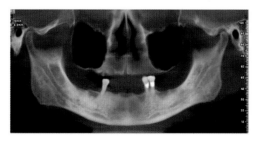

图 5-1　双侧上颌窦气化严重，窦腔范围扩大，
双侧后牙区的骨量只剩 1～2mm

有关。但黏膜增厚并不意味着上颌窦炎的存在（图5-2）。

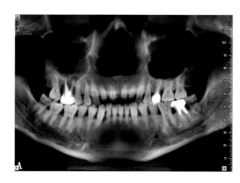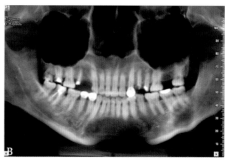

图5-2 上颌窦黏膜
A. 16慢性根尖周炎导致上颌窦黏膜增厚 B. 右侧上颌窦黏膜正常

3. 骨间隔（septum） 骨间隔的研究手段包括尸体解剖和影像检查，后者主要是CBCT。不同的研究所纳入的人群和样本量各不相同，所报道的数据也不同。Pommer等纳入33个骨间隔研究进行系统评价和Meta分析，结果显示：骨间隔的出现率为28.4%，缺牙患者比有牙患者多，位于前磨牙、磨牙和磨牙后区的比例分别为24.4%、54.6%和21.0%，位于冠状向、矢状向和横断向的比例分别为87.6%、11.1%和1.3%，平均高度为7.5mm。上述研究结果显示了骨间隔的大体情况，但不能直接应用于临床，应具体检查每例患者。

骨间隔与上颌窦提升手术的设计有关。术前检查包括骨间隔是否存在、数目、位置、大小（高度和宽度）和方向等。骨间隔可增加上颌窦提升的难度和窦黏膜穿孔的发生率。

4. 窦壁血管 上颌窦的血供主要来源于上颌动脉的两个分支即上牙槽后动脉（superior alveolar artery，SAA）和眶下动脉（infraorbital artery，IOA）。上牙槽后动脉由上颌动脉进入翼腭窝处发出，一个分支由上颌窦后壁的牙槽管进入颌骨，分布于上颌磨牙、前磨牙和上颌窦黏膜。另一分支向前走行于骨面上，供应上颌磨牙和前磨牙颊侧黏膜和牙龈。

上颌窦外提升的侧壁开窗常需考虑上牙槽后动脉。因此，术前应评估上颌窦壁是否有血管、位置（距牙槽嵴顶的距离、骨壁内或窦黏膜下或牙槽黏膜下）和直径等（图5-3）。

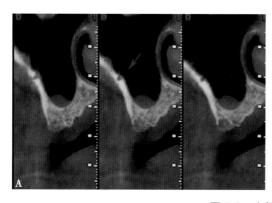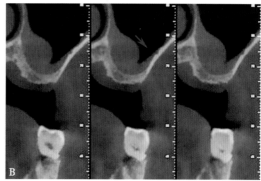

图5-3 上颌窦窦壁血管
A. CBCT冠状面示右侧窦壁血管 B. CBCT冠状面示左侧窦壁血管

5. **窦底与患牙和邻牙的关系** 上颌后牙区的骨增量和种植体植入时需考虑患牙和邻牙与窦底的关系。患牙的检查包括根尖距窦底的距离及根尖感染是否与上颌窦交通。邻牙检查应明确牙周或牙髓根尖周是否存在感染及是否突入上颌窦。

（二）病变

上颌窦囊肿是窦黏膜常见的病变（图 5-4），文献报道的最高检出率达 21%，其可分为黏液囊肿（mucoceles）、滞留囊肿（retention cyst）和假性囊肿（pseudocyst）。假性囊肿在曲面体层片或 CBCT 全景视图上表现圆顶形阻射影。一些学者认为囊肿是上颌窦提升的禁忌证，但另一些学者则持相反的意见，后者在最新的两个回顾性研究中得以证实。

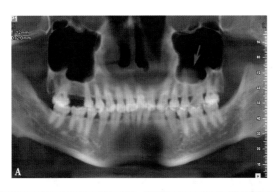

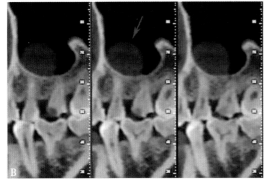 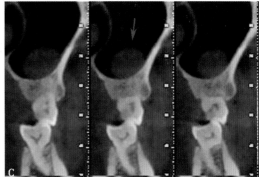

图 5-4 上颌窦囊肿

A. CBCT 全景视图示左上后牙区圆顶形阻射影　B. 矢状面示突起的窦黏膜呈半球形　C. 冠状面示突起的窦黏膜呈半球形

第二节　上颌窦内提升术

（一）概述

上颌窦内提升为牙槽嵴顶入路，Summers 于 1994 年首次提出骨凿技术（osteotome sinus floor elevation，OSFE），之后多个学者进行了技术改良。目前也有用超声骨刀和改良去骨钻完全去除窦底骨壁，通过压或球囊来剥离和提升窦黏膜的手术方式。上颌窦内提升因其翻瓣范围小，故相对侧壁入路侵入性较低；通常可同期植入种植体，故愈合时间短。但不能直视下剥离黏膜，存在黏膜穿孔后不易处理和提升量有限（约4mm）的缺点。

（二）适应证与禁忌证

上颌后牙区剩余牙槽嵴高度低于拟植入种植体（常规种植体长度约10mm，短种植体长度约6mm）的长度约4mm可视为上颌窦内提升术的适应证。由于短种植体的应用，上颌窦内提升术对剩余牙槽嵴高度要求降低，适应证扩大。除种植手术一般禁忌证以外，如有以下情况应视为上颌窦提升的相对禁忌证：如急性上颌窦炎、上颌窦囊肿、严重过敏性鼻炎、窦黏膜重度增厚以及严重吸烟患者等。

（三）手术示意图

1. 上颌窦内提升术（不植入骨粉）示意图（图5-5）。
2. 上颌窦内提升术（植入骨粉）示意图（图5-6）。

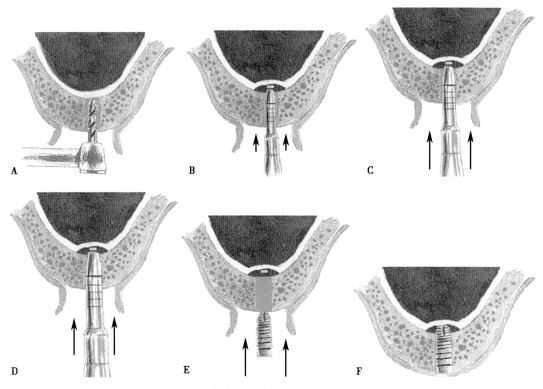

图5-5　上颌窦内提升基本手术过程（不植骨）

A. 定点并逐级预备种植窝至窦底下方约1mm处　B. 利用内提升专用骨凿敲击，敲击时注意声音的变化，最终窦底骨板形成骨折并与黏膜一起抬起　C、D. 逐级敲击，并行骨挤压，增加种植体植入后的初期稳定性　E. 种植体植入　F. 创口缝合

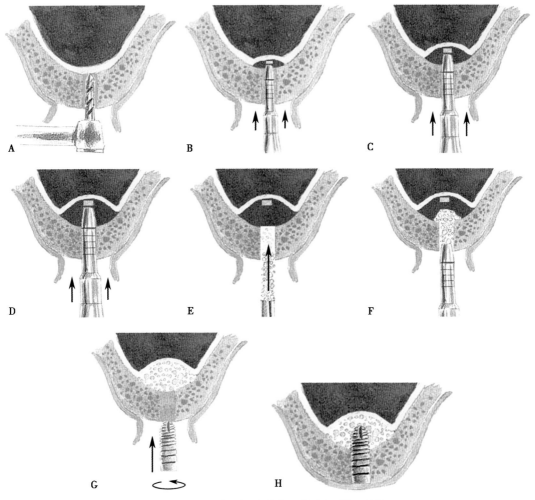

图5-6 上颌窦内提升基本手术过程（植入骨粉）

A. 定点并逐级预备种植窝至窦底下方约 1mm 处   B～D. 利用内提升专用骨凿敲击,敲击时注意声音的变化,最终窦底骨板形成骨折并与黏膜一起抬起,逐级敲击,并行骨挤压   E、F. 植入骨粉   G. 种植体植入   H. 缝合

（四）技术要点

1. 检查与评估   剩余牙槽嵴检查项目包括骨形态、高度和宽度、骨密度、牙与骨的轴向以及是否存在病变或残根等。上颌窦检查主要包括窦黏膜、骨间隔以及患牙和邻牙牙根与窦底的关系等。

2. 局部麻醉   局部麻醉采用术区浸润和阻滞麻醉即可。

3. 切开与翻瓣

（1）切口设计：切口根据位置可分为水平切口和垂直切口,水平切口又可分为嵴顶正中切口与偏腭侧切口。由于上颌窦内提升与种植体同期植入常采取闭合式愈合,因此选择嵴顶偏腭侧切口更佳。另外,嵴顶偏腭侧切口有利于增加颊侧附着龈的宽度。需要同期进行水平骨缺损处理时常需设计垂直切口,以减小创口关闭的张力（图5-7）。

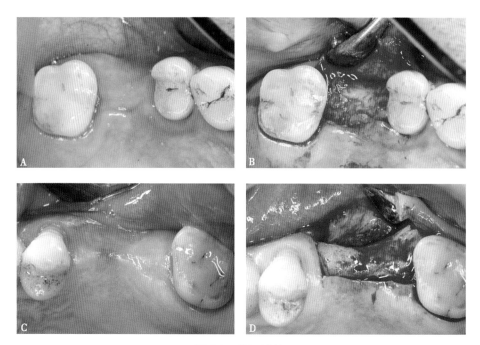

图 5-7　切口设计

A. 16 缺失,软组织健康以及附着龈宽度可　B. 嵴顶偏腭侧切开,翻瓣暴露牙槽嵴顶,骨宽度正常　C. 25、26 缺失,缺牙间隙较天然牙小　D. 嵴顶偏腭侧切开,24 远中为保留龈乳头垂直切口,翻瓣暴露牙槽嵴顶及颊侧的骨缺损区,颊侧骨量不足

（2）翻瓣:牙槽嵴宽度充足时仅少量翻起颊腭侧的组织瓣,合并水平骨缺损时需完全暴露骨缺损区。缝合时软组织瓣张力过大时需扩大翻瓣的范围。

4. 预备种植窝　种植窝逐级预备至窦底下约 1mm 处,当骨质疏松时不行全程种植窝预备,可在窦提升时行骨挤压以增加种植体的初期稳定性。

5. 窦提升　窦提升常用 Summers 骨凿技术,即通过敲击骨凿(图 5-8),将窦底和黏膜一起抬起。敲击时注意力度的大小和频率,仔细听敲击声音;另外,也要预防良性阵发性位置性眩晕(benign paroxysmal positional vertigo,BPPV)的发生。

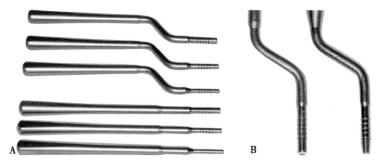

图 5-8　Summers 骨凿

A. Summers 骨凿,直柄和弯柄两种　B. Summers 骨凿(左)与骨挤压器(右)的区别:Summers 骨凿尖端四周突出,中间凹陷,而骨挤压器尖端为平头

6. 检查窦黏膜的完整性 采用鼻腔鼓气法检查窦底黏膜完整性,如有破损,可在种植体植入前在窦底下放入胶原膜或 CGF 膜。

7. 骨粉植入与否 文献证实上颌窦内提升 3～4mm 时,不植入骨粉不影响种植体的成功率,且长期观察种植体尖部有新骨形成。内提升术窦底黏膜有破损时应尽量避免植骨。

8. 种植体植入(图 5-9)。

9. 合并水平骨缺损的处理 当上颌后牙区种植位点合并水平向骨缺损时应同期行 GBR 术。

10. 创口缝合 上颌后牙区内提升术并同期植入种植体的病例通常选择闭合式愈合(图 5-10),这可为种植体愈合提供更好的环境。当提升量较少,且种植体有足够的初期稳定性,无合并水平骨缺损时也可采用开放式愈合,但要严格控制适应证。

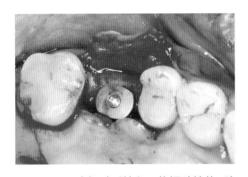

图 5-9 26 内提升后植入一枚短种植体,种植体与窦提升基台在外面连接后敲击就位,窦提升基台直径较种植体宽,可防止种植体进入上颌窦

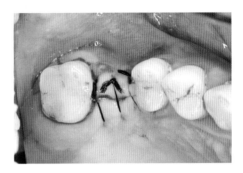

图 5-10 创口间断缝合,上颌窦内提升时,为种植体创造一个更好的愈合环境,通常采用闭合式愈合

第三节 上颌窦外提升术

(一)概述

Tatum 于 1977 年首次报告侧壁开窗法(lateral window technique)进行上颌窦提升。上颌窦侧壁开窗可以在直视下进行窦黏膜剥离,较内提升可获得更多的骨量;但其翻瓣的范围大,过程相对复杂,操作时间相对较长,因此其手术创伤和术后反应较大,再者外提升费用较高,愈合时间较长(通常 6 个月)。上颌窦外提升适用于剩余牙槽嵴高度很低的情况(<4mm)。

(二)适应证与禁忌证

上颌后牙区剩余牙槽嵴高度(通常低于 4mm)低于拟植入种植体的长度可视为上颌窦外提升术的适应证。禁忌证同上颌窦内提升术。

(三)手术示意图

1. 上颌窦外提升术(同期植入种植体)(图 5-11)。

2. 上颌窦外提升术(非同期植入种植体)(图 5-12)。

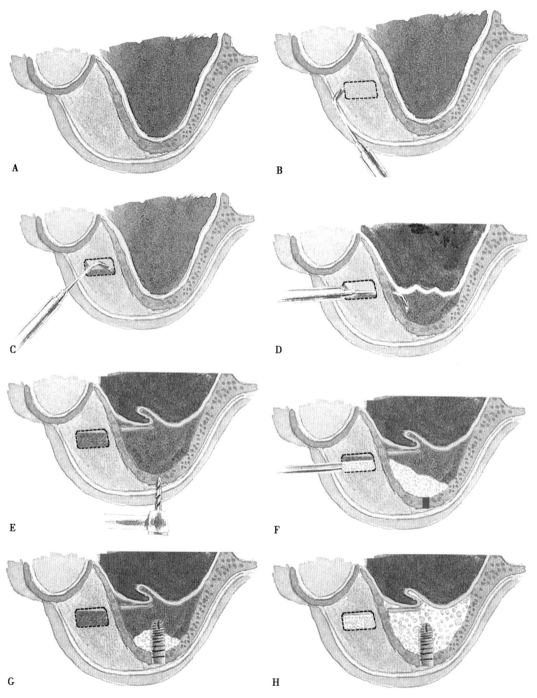

A

B

C

D

E

F

G

H

图5-11 上颌窦外提升术（同期植入种植体）

A. 嵴顶或偏腭侧切开,翻瓣暴露上颌窦外侧壁 B. 根据术前设计,确定开窗边界,用超声骨刀切割到黏膜层 C. 剥离器小心剥离开窗周围窦黏膜 D. 进一步剥离窦底及窦外侧壁黏膜,并将开窗处骨翻开至上颌窦上方,形成新的窦底 E. 逐级预备种植窝,预备时注意保护黏膜 F. 窦腔内填入部分骨粉 G. 植入种植体 H. 窦腔内填满骨粉,避免过度挤压

58

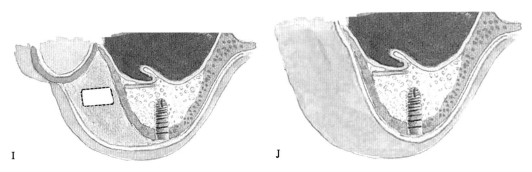

图 5-11 上颌窦外提升术（同期植入种植体）（续）

I. 开窗处覆盖胶原膜，防止软组织长入 J. 创口关闭

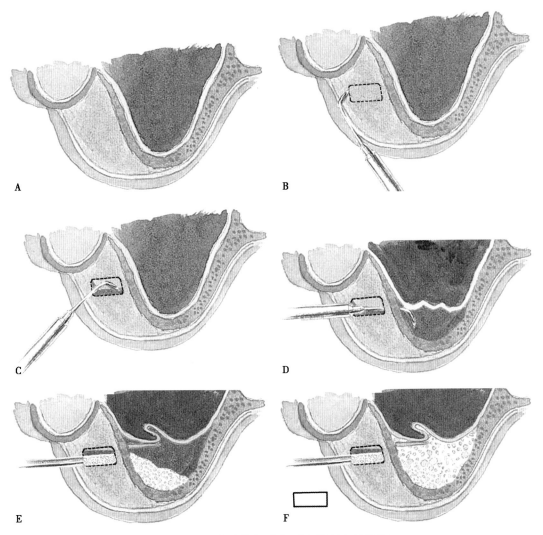

图 5-12 上颌窦外提升术（非同期植入种植体）

A. 嵴顶或偏腭侧切开，翻瓣暴露上颌窦外侧壁 B. 根据术前设计，确定开窗边界，用超声骨刀切割到黏膜层 C. 剥离器小心剥离开窗周围窦黏膜 D. 进一步剥离窦底及窦外侧壁黏膜，并将开窗处骨翻入上颌窦上方，形成新的窦底 E. 填入骨粉 F. 填满骨粉

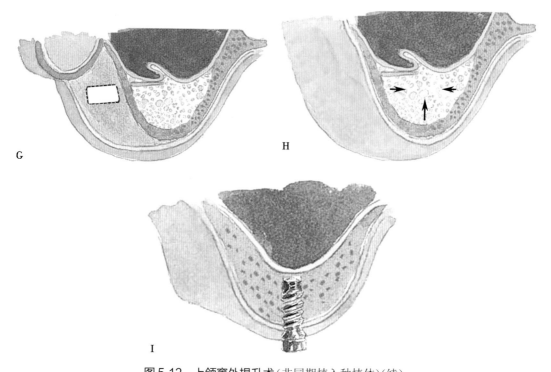

G

H

I

图 5-12　上颌窦外提升术（非同期植入种植体）（续）

G. 开窗处覆盖胶原膜，防止软组织长入　H. 创口关闭　I. 6 个月后复诊，种植体植入

（四）技术要点

1. 检查与评估　除上节中"上颌窦内提升术"检查与评估部分外，还需检查上颌窦前外侧壁骨板厚度、血管位置以及窦腔排溢口是否通畅等。

2. 局部麻醉　局部麻醉采用术区浸润和阻滞麻醉。

3. 切开与翻瓣　水平切口采用偏腭侧切口，因手术需暴露上颌窦外侧壁，常需辅以 1～2 个垂直切口，形成三角形或梯形组织瓣。翻开软组织瓣，充分暴露牙槽嵴顶与上颌窦前外侧壁，清理骨面上的软组织（图 5-13）。软组织瓣可缝合固定到颊侧黏膜上，有利于术区暴露和防止软组织瓣反复牵拉造成损伤（图 5-14）。

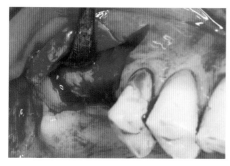

图 5-13　设计为梯形瓣，翻开颊侧的组织瓣，暴露上颌窦外侧壁

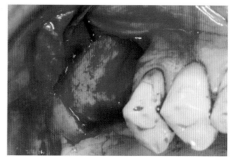

图 5-14　将翻起的组织瓣缝合固定在颊黏膜上，以防术中反复牵拉或吸引造成的损伤

4. 侧壁开窗及骨块处理　侧壁开窗需考虑形态、位置、大小和数量等,形态常为椭圆形,下缘位于窦底向上约3～4mm处,上缘需参考提升高度,长度由缺牙区大小决定,存在较大的骨间隔时可在其前后开两个窗。开窗处骨块处理方式包括旋入、磨除或分离等。旋入法亦叫天窗法,磨出四缘后充分剥离黏膜,然后将其与黏膜一并翻入并形成新的窦底。旋入法的优点是旋入的骨壁具有支撑和保护窦黏膜的作用;其缺点是开窗范围小和操作要求高。磨除法适合开窗范围小和骨壁薄的病例。分离法优点是可将剥离的窦壁作为植骨材料或充填完植骨材料后复位,缺点是技术要求高。分离的骨块放在盛有生理盐水的容器中(图5-15)。

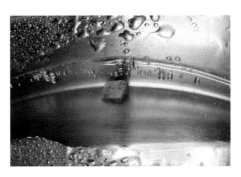

图 5-15　分离的骨块放在生理盐水里面备用,可通过咬骨钳咬碎或骨研磨器研磨,与骨替代材料混合后植入上颌窦,也可复位与上颌窦外侧壁开窗处

　　侧壁开窗的具体方法如下:首先根据术前测量或术中骨面颜色来确定窦底位置和开窗下缘,然后采用球钻或超声骨刀勾画出开窗边缘。超声骨刀可保护窦黏膜,但工作效率较低(图5-16);球钻磨除过程中注意观察骨面颜色,接近时呈灰蓝色(图5-17)。

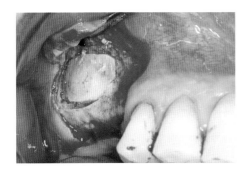

图 5-16　根据术前设计确定开窗的边界,用超声骨刀切割,可防止黏膜破损

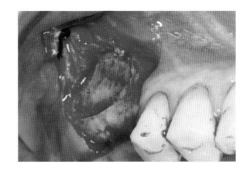

图 5-17　上颌窦侧壁黏膜呈灰蓝色

　　5. 窦黏膜剥离和提升　通过专用的上颌窦剥离器械(图5-18)从开窗四缘剥离窦底黏膜,先将开窗处四周黏膜剥离,松解黏膜张力,然后再剥离窦底黏膜(图5-19)。

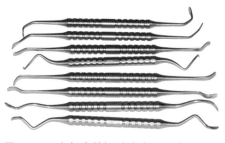

图 5-18　上颌窦外提升术专用的窦黏膜剥离器械

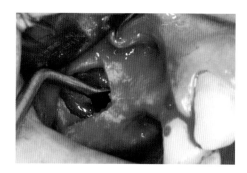

图 5-19　剥离窦底黏膜

6. 检查窦黏膜的完整性　采用鼻腔鼓气法检测窦黏膜完整性（图 5-20）。窦黏膜穿孔是上颌窦外提升最常见的并发症，主要发生在开窗去骨和黏膜剥离这两个环节。上颌窦复杂的解剖结构，如骨间隔、狭窄的窦底形态、病变黏膜以及窦的前后壁斜坡，增加了手术操作难度和黏膜穿孔的发生率。发生小的黏膜穿孔（<5～6mm）时，充分剥离穿孔四周黏膜，目的是松解张力和通过黏膜褶皱覆盖穿孔。另外，穿孔处需覆盖胶原膜，防止植骨材料进入窦腔。发生大的黏膜穿孔（>10mm）时，需关闭穿孔，等待愈合后再行上颌窦外提升术。

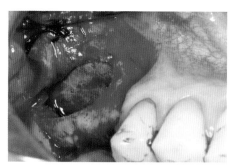

图 5-20　检查窦黏膜完整性

采用鼻腔鼓气法检测窦黏膜完整性，窦底黏膜完整
（窦底黏膜已完整剥离），黏膜随着呼吸而上下搏动

7. 预备种植窝　种植体可在上颌窦外提升的同期（simultaneous implant placement）或延期（staged implant placement）植入。上颌窦外提升和种植体同期植入有利于缩短治疗时间和减少手术次数，另外，有学者认为同期植入的种植体粗糙表面可更好地引导新骨形成。种植体植入时机选择关键是初期稳定性，当剩余牙槽嵴高度（大于 3mm）能提供一定的初期稳定性时可同期植入，否则应延期植入。窦底黏膜剥离后预备种植窝，注意对窦黏膜的保护。必要时可行骨挤压以保证和提高种植体的初期稳定性。

8. 充填植骨材料　充填植骨材料前可用超声骨刀在窦底表面引导新鲜血液，促进成骨；也可在窦底先放入一块胶原膜（图 5-21）。可用植骨充填器提高植入效率。植骨材料可为低替代率的骨替代材料或其与自体骨（可利用开窗分离的骨壁或邻居骨面刮除的骨屑，一般不开辟第二术区取骨）的混合物（图 5-22）。也有文献报道利用混合生长因子可增加成骨的作用（图 5-23）。

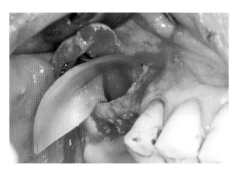

图 5-21 窦底放胶原膜以提供成骨空间,也可防止骨粉进入上颌窦腔内

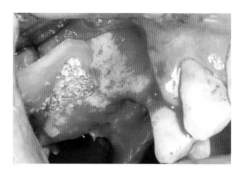

图 5-22 填入骨移植材料

9. 种植体植入 窦底剩余骨量能为种植体提供初期稳定性时,可在外提升同期植入种植体,为防止种植体进入窦腔,需选择颈部为宽平台的种植体或种植体上放入宽的覆盖螺丝或基台。窦腔内放入约 1/2 骨移植材料后植入种植体,然后再用植骨材料把窦腔填满,避免过度充填和压实,避免损伤种植体表面涂层(图 5-24)。

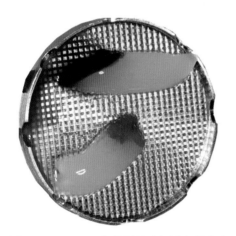

图 5-23 CGF 可与骨粉结合促进上颌窦内骨质再生

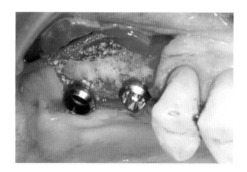

图 5-24 窦腔内放入约 1/2 骨移植材料后植入种植体

10. 窗口关闭 可用截取的骨块复位于开窗处,或选用胶原膜覆盖于窗口,并超过边缘 3~4mm,其作用是防止软组织长入上颌窦植骨区(图 5-25),文献证实其可增加上颌窦外提升的成功率。

11. 创口关闭 严密缝合创口,必要时通过骨膜切口减张,防止术后创口裂开。

12. 术后 CBCT(图 5-26)。

13. 术后处理

(1)局部压迫止血。

(2)术后 24 小时局部冷敷,控制水肿。

(3)术后用药以抗炎止痛,服用抗生素 3~5 天,地塞米松 2~3 天,必要时给予止痛药。

（4）可用激光照射促进创口愈合。

（5）加强口腔卫生，刷牙后用 0.12% 氯已定含漱。

（6）保持鼻腔通畅，术后 72 小时使用滴鼻液减轻鼻腔和上颌窦黏膜水肿及液体潴留。另外，睡觉时增加枕头高度以利于液体流出。

（7）避免鼻腔用力，打喷嚏时张大嘴。

（8）禁止或尽可能减少吸烟。

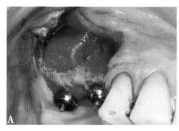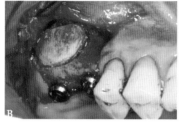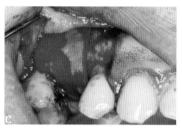

图 5-25　开窗处覆盖胶原膜

A. 第一层胶原膜为放入窦黏膜下面胶原膜的返折　B. 用截取的骨块复位于开窗处关闭窗口　C. 第二层胶原膜覆盖于侧壁开窗处

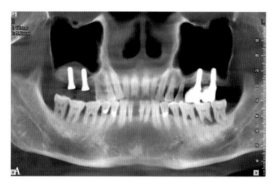

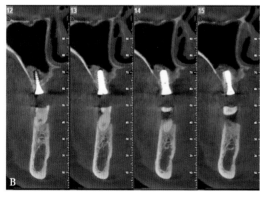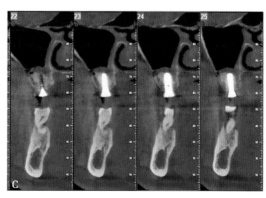

图 5-26　术后 CBCT

A. CBCT 全景视图，16、17 处窦提升效果，窦腔内未见血液及骨移植材料，表示黏膜完整　B. 15 矢状面观，种植体周围骨量充足　C. 16 矢状面观，种植体周围骨量充足

（9）告知患者术后前三天存在局部水肿，可能存在鼻腔出血或面部皮下出血的情况

（10）7～10天拆线。

（11）术后2～3周后方可戴活动义齿，需要进行缓冲。

第四节 上颌后牙区骨量不足的治疗方案

手术入路主要根据剩余牙槽嵴高度和提升需求量来选择，上颌窦外提升的骨增量大，适用于剩余牙槽嵴高度低的情况（<4mm）；上颌窦内提升的骨增量较少，适用于剩余牙槽嵴高的情况。目前，随着手术器械的改进，上颌窦内提升的骨增量得到了明显的提高，其适应证得以扩大。

种植体可在上颌窦提升的同期（simultaneous implant placement）或延期（staged implant placement）植入。上颌窦提升和种植体同期植入有利于缩短治疗时间和减少手术次数，另外，有学者认为同期植入的种植体粗糙表面可更好地引导新骨形成。种植体植入时机选择关键是初期稳定性，当剩余牙槽嵴高度（通常要求大于4mm）能提供一定的初期稳定性时可同期植入，否则应延期植入。

下面是治疗方案选择的流程图（图5-27）：考量的因素包括剩余牙槽嵴高度、上颌窦提升方式、种植体类型（直径<8mm为短种植体）、种植体植入时机和骨增量替代方案等。

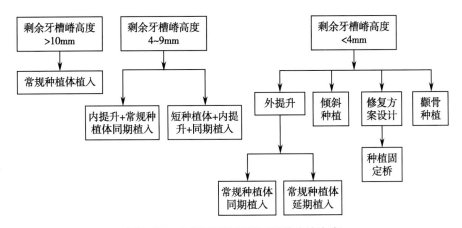

图5-27 上颌后牙区骨量不足的治疗方案

第五节 病 例 展 示

（一）例1

1.病例简介 患者，女，47岁，因左上颌烤瓷桥松动就诊，否认系统疾病及过敏史。

2.检查 23—28烤瓷桥修复，松动。17缺失，16、15伸长，36、37缺失，38近中倾斜。46、47缺失，48近中倾斜。CBCT示45埋伏阻生（图5-28）。

3. 诊断　牙列缺损。

4. 治疗计划　拟拆除 23—28 烤瓷桥后，种植术＋上颌窦内提升术与引导骨再生术。

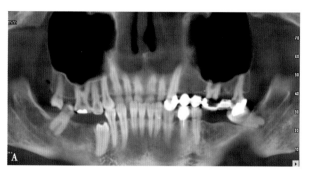

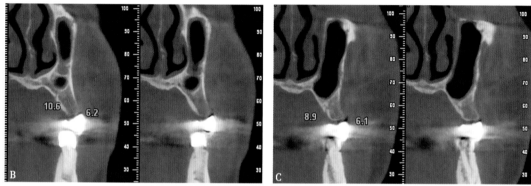

图 5-28　术前影像评估

A. 患者因左上颌烤瓷桥松动就诊，拆除后拟行种植修复　B. 24 位点骨高度约 10mm，骨宽度约 6mm，24 拟植入 3.5mm×9.5mm 植体一枚　C. 25 骨高度约 9mm，骨宽度 6mm，25 拟植入 3.5mm×9.5mm 植体一枚，骨高度不足，故 25 行上颌窦内提升术

5. 治疗过程（图 5-29～图 5-41）

（1）切开翻瓣、预备种植窝。

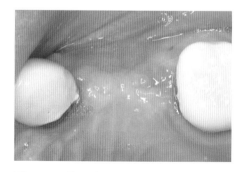

图 5-29　前牙𬌗面观，可见颊侧骨缺损，缺牙隙较小，植入两枚窄直径（3.5mm）种植体

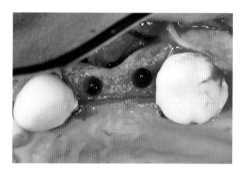

图 5-30　切开翻瓣，逐级预备种植窝，并在 25 处行上颌窦内提升术

（2）上颌窦内提升术、种植体植入与引导骨再生。

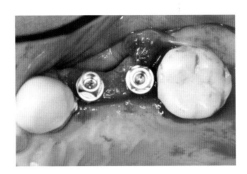

图 5-31　种植体植入后拾面观，可见颊侧骨缺损

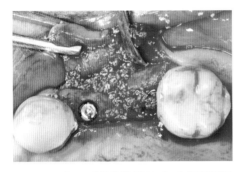

图 5-32　卸下种植体携带器后，在颊侧骨缺损处植入骨粉，进行引导骨再生术，重建牙槽嵴的生理外形

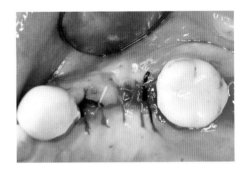

图 5-33　闭合式愈合，创口关闭

（3）术后 CBCT。

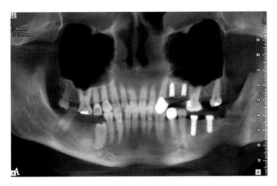

图 5-34　术后 CBCT

A. 术后 CBCT 全景视图示 24、25 两枚种植体近远中向位置良好

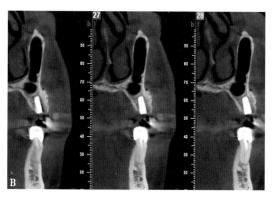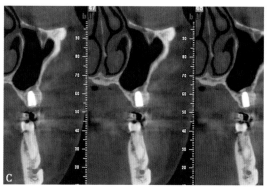

图5-34　术后CBCT（续）

B. 术后24位置良好,颊侧可见植入的骨粉　C. 术后25种植体顶端见上颌窦底骨板抬升效果

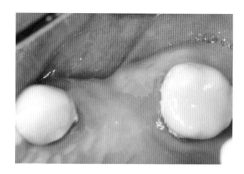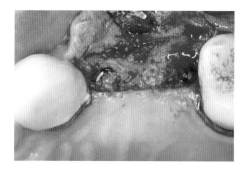

图5-35　牙龈愈合良好,附着龈和牙槽骨宽度充足

图5-36　嵴顶正中切口,少量翻瓣后可见新生骨覆盖种植体愈合螺丝,颊侧牙槽骨饱满

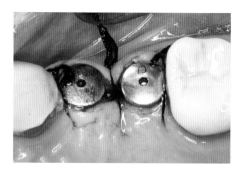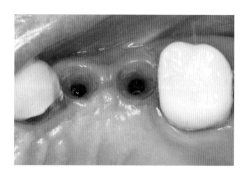

图5-37　上愈合基台后间断缝合

图5-38　二期手术后两周,卸下愈合基台,可见牙龈袖口成熟,牙龈表现为粉红色

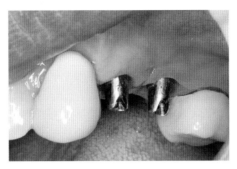

图 5-39　戴入修复基台，中央螺丝上到合适扭力
（不同的种植系统要求不同，请严格参考厂家说明）

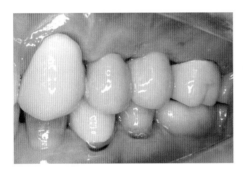

图 5-40　戴牙后牙颊面观

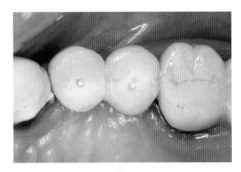

图 5-41　戴牙后𬌗面观

（二）例2

1. 病例简介　患者，女，31 岁，因上颌后牙松动影响咀嚼而来我院就诊。否认系统疾病及过敏史。

2. 检查　患者已行牙周基础治疗，全口卫生良好。14、16、24、26 缺失，15、25、27 近中倾斜，Ⅰ°～Ⅱ°松动，36 Ⅲ°松动，深牙周袋。CT 示可用骨高度不足（图 5-42、图 5-43）。

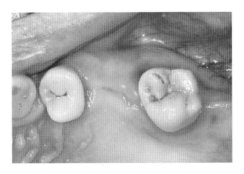

图 5-42　全口牙列侵袭性牙周炎，25 和 27 松
动（Ⅱ°），25 近中倾斜

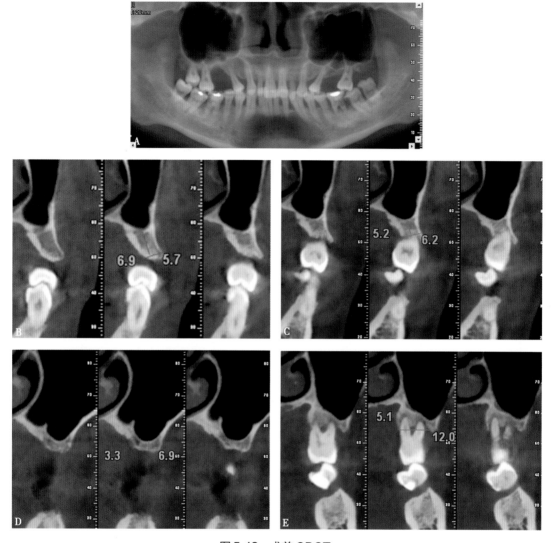

图 5-43　术前 CBCT

3. 诊断　牙列缺损。

4. 治疗计划　25 和 27 拔除,24、25 及 28 近中植入三枚短种植体,24 和 28 近中处上颌窦内提升,采用闭合式愈合,愈合时间为 6 个月。

5. 治疗过程(图 5-44~图 5-55)。

6. 手术过程

(1) 患牙拔除及切开翻瓣。

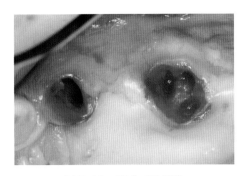

图 5-44　25 和 27 拔除

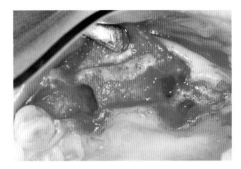

图 5-45　26 嵴顶切口，翻瓣，彻底清理拔牙窝内的肉芽组织

（2）预备种植窝、上颌窦内提升术、种植体植入与引导骨再生。

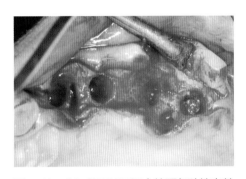

图 5-46　24、25 及 27 远中处预备种植窝并行上颌窦内提升，27 远中磨除窦底后见上颌窦黏膜

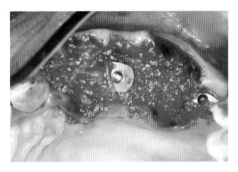

图 5-47　拔牙窝及骨缺损区放入人工骨粉，并覆盖 CGF 膜

（3）术后 CBCT。

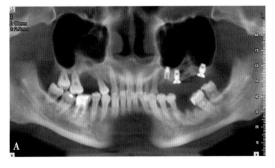

图 5-48　术后 CBCT
A. 术后 CBCT 全景视图示三枚种植体植入位置

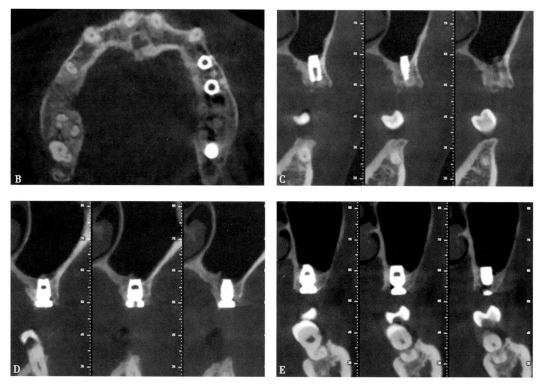

图 5-48 术后 CBCT（续）

B. 横断面示种植体近远中向和颊舌向位置 C. 24 窦提升约 2～3mm D. 25 窦提升约 1mm，可见顶上的窦底骨板 E. 27 窦提升约 3～4mm

（4）二期手术：患者术后 6 个月复诊，CBCT 可观察到右上颌 24、25、27 上颌窦内提升后的成骨效果。

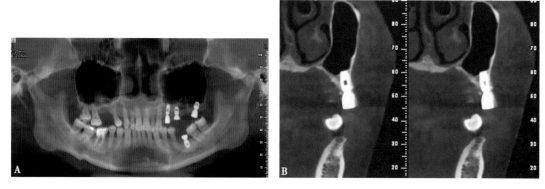

图 5-49 术后 6 个月 CBCT

A. CBCT 全景视图可见种植体近远中位置，上颌窦内黏膜正常 B. 24 种植体颊侧骨量稍欠，顶部成骨效果可

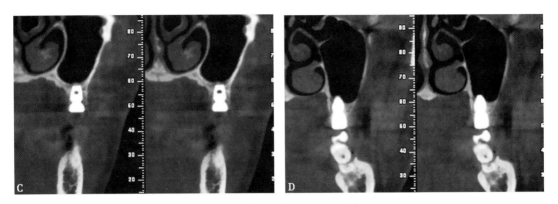

图 5-49　术后 6 个月 CBCT（续）

C. 25 种植体四周成骨效果良好　D. 顶部成骨效果稍欠，四周骨量充足

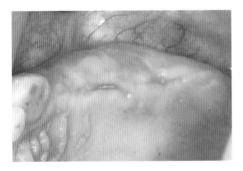

图 5-50　术后 6 个月，25 部分窦提升基台暴露

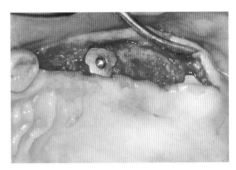

图 5-51　牙槽嵴顶切开，少量翻瓣，可见窦提升基台及周围成骨效果

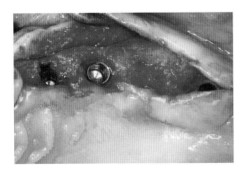

图 5-52　偏腭侧切口，去除种植体周多余骨，取出窦提升基台与封闭胶塞

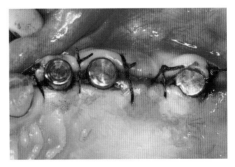

图 5-53　敲击愈合基台就位后间断缝合

（5）修复过程。

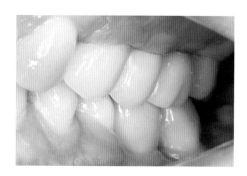

图 5-54　戴牙后的颊面观

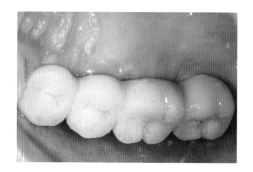

图 5-55　戴牙后的 面观

（三）例 3

1. 病例简介　患者，男，48 岁，因上颌后牙缺失来我院就诊。否认系统疾病及过敏史。

2. 检查　15、25 缺失，牙龈无异常，修复空间正常（图 5-56）。

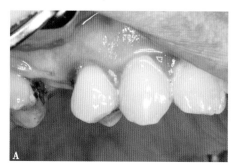

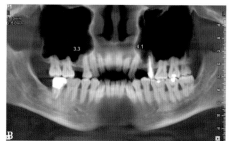

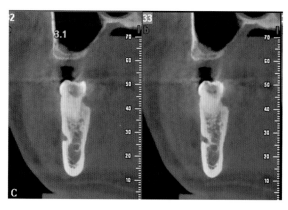

图 5-56　术前检查

A. 15 缺失，牙龈无异常　B. CBCT 全景视图示 15、25 缺牙区骨高度不足，上颌窦黏膜正常，无骨间隔及其他病变　C. 15 骨高度约 3mm，骨宽度可

3. 诊断　牙列缺损。

4. 治疗计划　15 骨高度约 2～3mm，拟采用上颌窦外提升术进行骨增量，同期植入 Bicon 种植体，利用窦提升基台防止植体进入上颌窦。

5. 治疗过程　上颌窦外提升术与种植体同期植入（图 5-57～图 5-61）。

6. 手术过程

（1）骨开窗、剥离骨块、分离窦黏膜、种植窝预备、种植体植入和缝合。

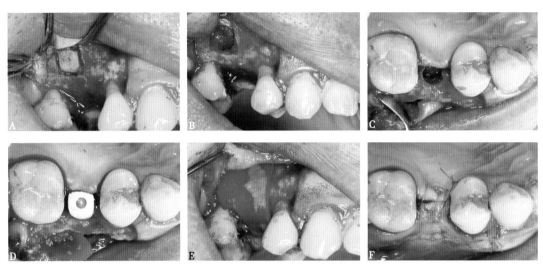

图 5-57　手术过程

A. 利用超声骨进行开窗　B. 开窗处骨块剥离　C. 检查窦黏膜完整性后进行种植窝预备，预备过程中注意保护窦底黏膜　D. 植入约 1/2 骨粉后，种植体连接窦提升基台后敲击就位　E. 待种植体植入后，再在窦外侧植入骨粉，开窗处覆盖胶原膜，创口缝合

（2）术后一周 CBCT。

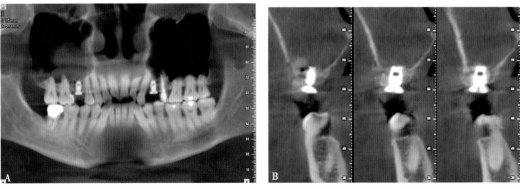

图 5-58　术后一周 CBCT

A. CBCT 全景视图示上颌窦内黏膜水肿　B. 种植体周骨粉稳定，未进入窦腔内

（3）二期手术。

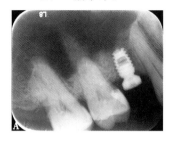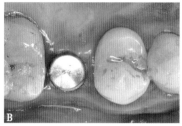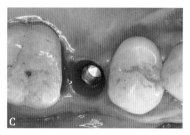

图 5-59　术后 6 个月拟行二期手术

A. 二期手术前根尖片检查显示 15 骨整合效果，可将窦提升基台取下后直接上愈合基台　B. 一周后复诊，牙龈无红肿　C. 可见愈合 15 牙龈成形效果，成熟的种植体袖口

（4）修复过程。

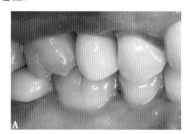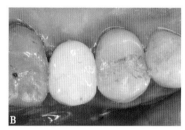

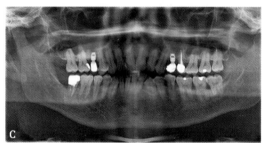

图 5-60　戴牙过程

A. 戴牙后的颊面观　B. 戴牙后的𬌗面观　C. 戴牙后曲面体层片示冠边缘密合

（5）6 个月后 CBCT 复查。

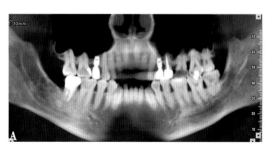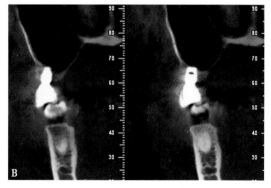

图 5-61　6 个月后 CBCT 复查

A. CBCT 全景视图示右侧上颌窦黏膜恢复正常　B. 种植体周稳定的骨整合

（赵世勇）

参考文献

1. Beaumont C, Zafiropoulos GG, Rohmann K, et al. Prevalence of maxillary sinus disease and abnormalities in patients scheduled for sinus lift procedures. J Periodontol, 2005, 76(3): 461-467

2. Feng Y, Tang Y, Liu Y, et al. Maxillary sinus floor elevation using the osteotome technique in the presence of antral pseudocysts: a retrospective study with an average follow-up of 27 months. Int J Oral Maxillofac Implants, 2014, 29(2): 408-413

3. Kara MI, Kirmali O, Ay S. Clinical evaluation of lateral and osteotome techniques for sinus floor elevation in the presence of an antral pseudocyst. Int J Oral Maxillofac Implants, 2012, 27(5): 1205-1210

4. （日）山道信之, 系濑正通, 著. 上颌窦底提升术: 依据锥形束牙科CT影像诊断的高成功率植牙手术. 张怡泓, 译. 北京: 人民军医出版社, 2012

5. Chrcanovic BR, Pedrosa AR, Neto Custodio AL. Zygomatic implants: a critical review of the surgical techniques. Oral Maxillofac Surg, 2013, 17(1): 1-9

6. Pommer B, Ulm C, Lorenzoni M, et al. Prevalence, location and morphology of maxillary sinus septa: systematic review and meta-analysis. J Clin Periodontol, 2012, 39(8): 769-773

7. Rickert D, Vissink A, Slater JJ, et al. Comparison between conventional and piezoelectric surgical tools for maxillary sinus floor elevation. A randomized controlled clinical trial. Clin Implant Dent Relat Res, 2013, 15(2): 297-302

8. Ahn SH, Park EJ, Kim ES. Reamer-mediated transalveolar sinus floor elevation without osteotome and simultaneous implant placement in the maxillary molar area: Clinical outcomes of 391 implants in 380 patients. Clin Oral Implants Res, 2012, 23(7): 866-872

9. Kfir E, Kfir V, Mijiritsky E, et al. Minimally invasive antral membrane balloon elevation followed by maxillary bone augmentation and implant fixation. J Oral Implantol, 2006, 32(1): 26-33

10. Leblebicioglu B, Salas M, Ort Y, et al. Determinants of alveolar ridge preservation differ by anatomic location. J Clin Periodontol, 2013, 40(4): 387-395

第六章
骨劈开与骨挤压术

牙槽嵴扩张术是一种采用骨凿或骨挤压器（osteotome）将现有牙槽嵴宽度增加，以容纳种植体的骨增量技术。如果采用骨凿，也称骨劈开技术。目前越来越多的文献报道常规骨劈开术会造成劈开的骨板大量吸收，种植体远期成功率不理想，目前已经较少采用单纯的骨劈开术，常联合 GBR 技术增宽牙槽嵴。采用骨挤压器械增宽牙槽嵴是目前主流的牙槽嵴扩张方式，骨挤压器主要应用于牙槽嵴增宽或者将种植体周围的较为疏松的骨小梁压紧，以提高种植体的初期稳定性。

第一节　骨　劈　开　术

（一）概述

骨劈开是针对宽度不足的牙槽嵴采取的一种水平向增加牙槽嵴骨量的微创手术方法，通常情况下在劈开、扩张的骨床间隙内同时植入牙种植体，种植体周围骨间隙可充填植骨材料，这样克服了一期植骨、二期种植的缺点。同时该技术能最大限度地保存骨量，从而保证种植体颊舌侧骨板厚度，缩短人工种植牙的治疗周期，提高种植修复的长期成功率。

1. 生物学原理　牙槽骨质地致密，其解剖结构表现为两层较厚的骨皮质中间夹一薄层骨松质。骨劈开法就是利用这一解剖结构，在牙槽嵴顶近远中向垂直劈开骨板，使牙槽嵴顶的骨板形成靠近唇侧或者腭侧的"柳枝状"骨折区，出现垂直向裂隙，从而获得种植区骨板的水平宽度。种植体在植入骨内后，骨折区出血形成血凝块，2～3 周后血块机化，机化的肉芽组织中成纤维细胞与成骨细胞参与骨的形成，其后参与骨的功能性改建和结构性的负重刺激，使种植体周围骨组织密度不断增加，进而完成愈合（图 6-1）。

2. 适应证

（1）适用于牙槽嵴宽度轻度或中度骨量不足（宽度常为 3.5～5.5mm），但该技术在单独应用时增加牙槽嵴宽度有一定限度。

（2）牙槽突中央应存在较丰富的骨松质，牙槽嵴扩张的技术基础是骨组织的弹性特征，骨松质的形变能力明显大于密质骨，因此增宽的幅度往往与牙槽突内骨松质量相关。

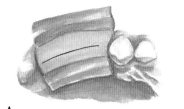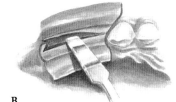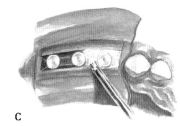

A   **B**   **C**

图 6-1 骨劈开并同期植入的手术模拟图

A. 翻瓣后在牙槽骨上做水平和垂直向骨切口 B. 使用骨劈开器进行牙槽嵴劈开 C. 在劈开的骨间隙内填入人工骨替代材料

（3）牙槽突形态应避免存在较大的倒凹。

（4）上颌骨优于下颌骨。从解剖特点上讲，上颌骨骨质较下颌骨疏松，下颌骨外层密质骨板明显较上颌骨厚，因此与下颌骨相比，上颌骨具有较强的扩张能力。

3. 相对禁忌证

（1）临床上有口腔颌面外科手术禁忌证。

（2）牙周病未经治疗，种植区域邻牙有根尖周疾病。

（3）不能保持良好口腔卫生习惯，严重错𬌗或𬌗紊乱。

（4）牙槽嵴剩余骨水平宽度＜2mm。

（5）严重吸烟患者，日吸烟量＞10 支。

（6）未成年患者。

（二）骨劈开术式分类

1. 单次骨劈开术（single-stage ridge splitting technique） 在种植手术中，若术区牙槽嵴宽度不足，骨质密度为Ⅲ～Ⅳ级，牙槽骨高度仍能植入一定长度种植体时，可使用专门的劈开器械将牙槽嵴从中间劈开，形成完整的颊、舌侧皮质骨板，再将种植体植入劈开的间隙内，而骨和种植体之间的间隙则充填骨替代材料，常用于处理牙槽嵴狭窄又需行牙种植的病例，可以保证种植体周围有一定自体牙槽骨支持和相对良好的初期稳定性，同时不必充填大量的骨材料。

2. 二次骨劈开术（staged ridge splitting technique） 常规骨劈开同期种植体植入在临床应用中也会出现许多风险，尤其是下颌。下颌骨皮质较厚，骨松质含量少，骨质弹性较小常会使颊侧骨板不规则裂开，甚至整块裂开，种植体难以在理想的颊舌向和冠根向位置就位，种植体难以获得较好的初期稳定性。近年来，Enislidis G 和 Elian N 等提出了一种改良的骨劈开技术，即二次骨劈开技术。其做法为：分别在牙槽嵴顶、近远中侧颊骨皮质及底部做完整的长方形切口，穿透骨皮质并深入骨松质，但不进行劈开，缝合黏骨膜瓣。3～4 周后，再沿牙槽嵴顶切开黏骨膜，采用骨劈开器（图 6-2）将设计的箱状骨块劈开，维持颊侧黏骨膜的附着，4～6 个月后完成修复。该技术充分地保证了颊侧骨块血供，并可大大增加最终牙槽嵴扩增的宽度。

二次骨劈开技术与常规骨劈开相比具有以下优点：

（1）二次骨劈开可有效地减少术中术后并发症，对于下颌严重萎缩牙槽嵴二次骨劈开更加安全、可靠，同时明显提升治疗效果。

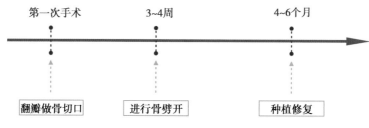

图 6-2　二次骨劈开的外科流程

（2）二次骨劈开可在种植体植入前对种植位点再评估，从而更好地控制种植体植入位点及角度，最终将便于后期美观修复。

（3）二次骨劈开可以在第二次手术时颊侧不用进行大范围的翻瓣，保留了颊侧骨膜不被破坏，从而减少术后颊侧骨板的吸收。

（三）骨劈开技术的并发症

1. 种植体的轴向不良　由于解剖位置的关系，上颌牙槽突的冠方往往偏向唇颊侧，牙槽突的基骨则偏向腭侧。临床上为了充分利用基骨的高度和宽度，使种植体获得足够的初期稳定性，容易出现种植体的长轴偏向唇颊侧的情况。后期修复时，可以采用角度基台或制作个性化基台的方法进行修复。对于上部结构修复宽容度不大的种植系统，则不宜采用骨劈开的骨增量技术。

2. 唇颊侧骨板垂直高度的降低　上颌狭窄的牙槽嵴采用骨劈开技术进行骨增量时，完成种植义齿修复后 0.5～1 年的时间内，唇颊侧骨板高度的降低比较明显，1 年后骨吸收趋于稳定。骨高度的下降不仅与唇颊侧黏骨膜瓣的剥离有关，还与劈开的唇颊侧骨板厚度、种植体颈部表面处理技术有关。采用光滑颈部的种植体比粗糙颈部种植体的骨高度下降明显。

3. 唇（颊）侧骨板折裂　当颊侧皮质骨板较厚，骨松质较少时，直接骨劈开容易导致颊侧骨板游离。因此，在操作过程中应保持手法轻柔，忌粗暴，或者选择二次骨劈开技术。

（四）操作步骤及技术要点

1. 器械准备　相关种植工具盒，常规外科手术器械，以及超声骨刀（见第四章）、骨劈开器（图 6-3）等特殊手术器械。

2. 消毒铺巾　术前含漱氯己定 1 分钟，含漱 3 次，口外采用碘伏消毒。铺巾可以采用三角巾或洞巾，暴露部位需超出手术区域。

3. 麻醉　种植手术常采用盐酸阿替卡因（必兰）进行浸润麻醉，一方面可以保持高效的麻醉效果，另一方面可以减少术区出血。

4. 牙龈及骨切口的设计　牙槽嵴顶做水平切口，在唇侧辅以垂直松解切口。翻开黏骨膜瓣后用超声骨刀或骨锯在牙槽嵴顶做水平切口，缺牙区唇颊侧骨板的近远中做垂直切口，切透骨皮质（图 6-4）。人为造成唇颊侧骨板的骨折，使唇颊侧骨板更易向唇颊侧移位，从而增宽了牙槽骨，骨劈开的唇颊侧骨板保证至少要有 1mm 的厚度，这对种植修复后美学效果的恢复以及长期维持具有重要的意义；并且劈开的唇颊侧骨板最好与基骨相连，这样能更好地保障唇颊向移位骨板的血供。

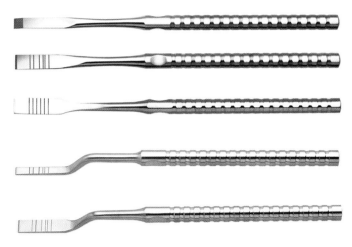

图6-3 不同型号的骨劈开器

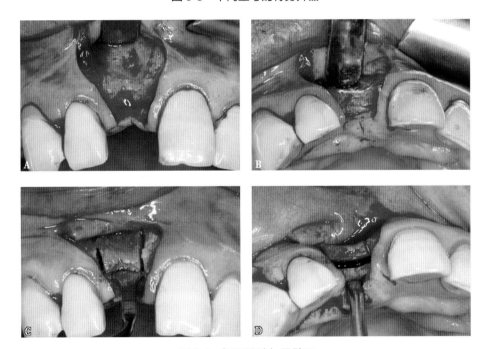

图6-4 切口设计与骨劈开

A. 做保留龈乳头的梯形瓣,翻瓣暴露牙槽骨 B. 殆面观显示刃状牙槽嵴,唇侧牙槽骨无骨性倒凹 C. 使用超声骨刀暴露骨髓腔后的唇侧观 D. 殆面观显示劈开后的牙槽嵴较之前显著增宽,内有较多血充盈

5. 种植体植入 逐级慢速备洞,并同期植入种植体(图6-5)。术中慢速备孔取得的骨屑可回填于牙槽嵴顶。术中注意保护唇侧骨板,如有折断需用钛钉固定复位。

6. 骨劈开间隙的处理 在骨劈开间隙及唇侧放入骨替代材料并覆盖胶原膜(图6-6)。

7. 无张力缝合 唇颊侧骨板的移位以及填塞人工骨粉后,直接缝合时张力过大。为了避免创口的裂开和胶原膜的暴露以及减少感染的发生几率,需在缺牙区唇颊侧的近远中分别做垂直松弛切口,术后潜行分离切口周围的软组织,充分减张后再缝合黏骨膜瓣(图6-7)。

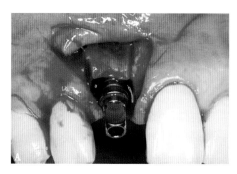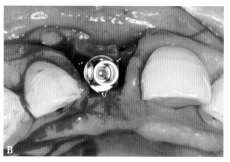

图 6-5　种植体植入

A. 种植体植入后的唇面观,种植体在近远中向上位置关系良好　B. 种植体植入后的𬌗面观,种植体与唇侧骨板之间存在间隙

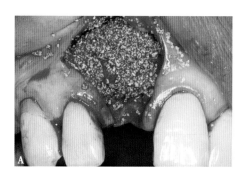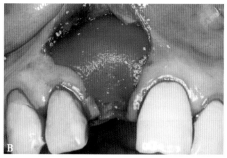

图 6-6　植骨

A. 在骨间隙内填入 Bio-Oss 骨粉　B. 覆盖可吸收生物膜,膜的宽度尽量超过切口边缘 2mm

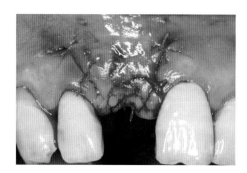

图 6-7　无张力严密缝合创口

(五)二次骨劈开技术操作步骤

1. 牙龈切开及翻瓣　必兰局麻下,在拟种植部位牙槽嵴顶正中偏颊侧 1～2mm 做近远中切口,颊侧近远中做前庭沟向垂直缓冲切口,向颊侧翻瓣,牙槽嵴顶处剥离全厚黏骨膜瓣,剥离至牙槽嵴高度 2/3 左右处或牙槽嵴骨厚度明显增加处,切断骨膜,仅剥离黏膜瓣,这样既充分暴露了牙槽嵴顶及其冠方部分的骨质,又保留了颊侧骨壁根方部分的骨膜,有利于颊侧骨板的血供(图 6-8)。

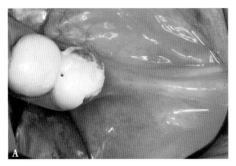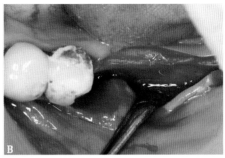

图6-8 切开与翻瓣

A. 殆面观显示拟种植部位牙槽嵴宽度狭窄 B. 拟种植位点的手术切口,翻开黏骨膜瓣

2. 切开骨皮质,暴露骨髓腔。测量牙槽嵴顶处的颊舌向骨厚度,并且确定牙槽骨垂直方向无骨缺损及唇侧无明显凹陷骨缺损,利用超声骨刀在牙槽嵴顶做水平切口,深度直至暴露骨髓腔为止,颊侧所做两条垂直向切口也需要穿透骨皮质直至骨髓腔,当皮质骨板较厚时也可在底部做张力释放切口(图6-9)。

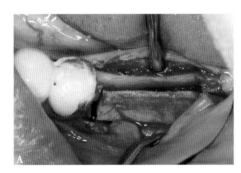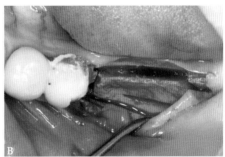

图6-9 切口

A. 在颊侧所做的垂直向及底部做的切口,可见到透红的骨髓腔 B. 殆面观,在牙槽嵴顶所做的水平向切口

3. 严密缝合创口 使用缝线关闭创口(图6-10),待软组织愈合3～4周后进行二次骨劈开程序。

4. 二次骨劈开 待软组织愈合3～4周(图6-11)后,沿原来手术切口切开牙龈,颊侧翻瓣范围不需要太大,只需将颊侧1/2骨板暴露即可,这样可在很大程度上保证颊侧骨板术后的血供。使用合适型号的骨劈开器械,沿牙槽嵴切口依次敲击入位至7～8mm后(可不达到植体深度),稍用力向唇(颊)侧撬动,使得唇侧骨板基骨区形成"青枝状"骨折。切记力气不能过大,避免骨板的松动、折断以及骨板穿孔(图6-12)。

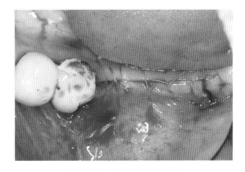

图6-10 严密缝合创口

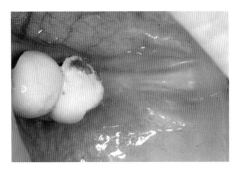

图6-11　3周后，软组织已完全愈合

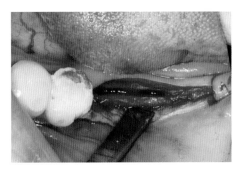

图6-12　将颊侧1/2骨板暴露，选择合适型号的骨劈开器沿牙槽嵴切口依次敲击入位至7～8mm后（可不达到植体深度），稍用力向唇（颊）侧撬动，使得唇侧骨板基骨区形成"青枝状"骨折

5. 种植体植入及骨间隙的处理　用先锋钻在形成的骨板间隙内，按所设计的角度、方向和深度制备种植体植入通道，利用骨挤压器沿先锋钻所形成的隧道逐级挤压，完成种植体植入隧道的制备。需随时观察骨板，挤压不能过度，避免造成颊、舌侧骨板的折裂。植入种植体后，将唇侧骨瓣适当塑形复位，修整过锐的骨突或骨缘。当骨板与种植体之间的间隙小于1mm时，可不植入人工骨粉；若两者之间的间隙大于1mm，为保证植入种植体良好的初期稳定性，在骨板间隙填入手术过程中保留的自体骨屑或Bio-Oss骨粉，覆盖Bio-Gide膜（图6-13）。

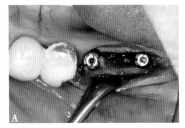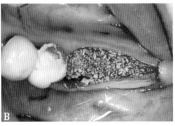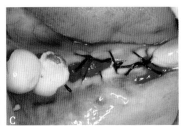

图6-13　种植体植入与GBR

A. 利用骨挤压器沿先锋钻所形成的隧道逐级挤压制备种植窝洞，植入种植体　B. 在颊侧骨板与种植体之间的间隙内填入人工骨材料　C. 无张力缝合创口

（六）临床中应注意的事项

1. 唇侧骨板移动的幅度　临床采用的骨劈开技术是首先使用定点钻定点确定种植体植入方向及深度，其次采用特殊的骨劈开工具逐级扩大，唇侧骨板逐渐向唇向移位，在移动过程中唇侧骨板可能会发生微小骨折，但要保证唇侧骨板不能折断和游离，以保证其弹性。通常唇侧骨板向唇侧移动的幅度在1.5～2mm之间，唇侧骨板厚度在1mm以上，种植体植入后初期稳定就能保证。

2. 关于植骨考虑　虽然牙槽嵴顶区的唇侧骨板向唇侧移位了，但由于根尖区骨的丰满度不够，种植修复后唇侧软组织丰满度也不够，对于此种情况，应考虑种植术中唇侧植骨，或种植手术中软组织移植以保证软组织的丰满度。

3. 防止唇侧骨板吸收　应采用半厚层与全厚层软组织瓣技术，保证唇侧骨板有骨膜附着即保证唇侧骨板血运。骨劈开术中，操作要轻柔精细，防止唇侧骨板折断。此外，种植体植入时，用手指保护好，防止唇侧骨板移位，避免骨板折断。采取植骨和引导骨再生技术，不但防止唇侧骨板吸收，同时还可加宽唇侧骨板的厚度。牙槽突唇侧骨板向唇侧移位，有利于支持及恢复缺牙区软组织外形，保证种植修复体周围软组织的美学效果。

病例展示

1. 病例简介　患者，男，63 岁，一年前因外伤导致 11、12 缺失，患者主诉影响美观而就诊。患者全身健康良好，未服用任何药物，不吸烟。

2. 检查　口内打诊，牙槽嵴呈刃状，CBCT 显示 11 牙槽嵴骨宽度为 4.3mm，12 牙槽嵴骨宽度为 3.7mm（图 6-14）。

3. 诊断　牙列缺损。

4. 治疗计划　因 11 牙槽嵴骨宽度为 4.3mm，12 牙槽嵴骨宽度为 3.7mm，无法常规植入 3.5～4.5mm 植体，拟行骨劈开 + GBR。

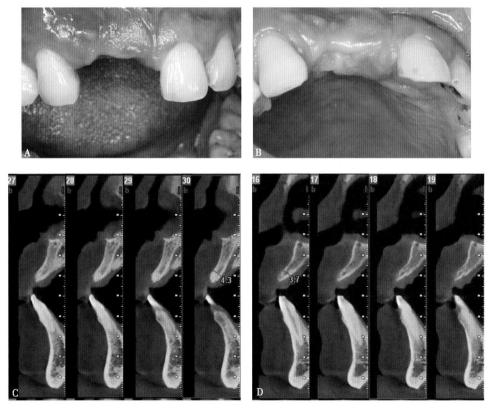

图 6-14　术前检查

A. 术前口内唇面观　B. 术前口内𬌗面观　C. 术前 CBCT 显示拟种植部位 11 的骨板狭窄

D. 术前 CBCT 显示拟种植部位 21 的牙槽嵴十分狭窄

5. 手术过程

（1）一期手术（图 6-15～图 6-25）。

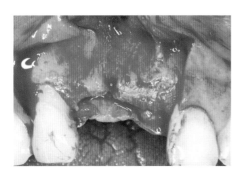

图 6-15　切开翻瓣，显示牙槽嵴十分狭窄，
根方无明显倒凹

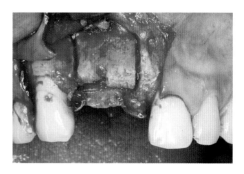

图 6-16　在唇面近中、远中用超声骨刀进行
截骨

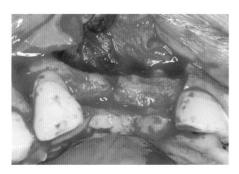

图 6-17　在牙槽嵴顶用超声骨刀截至预定
深度

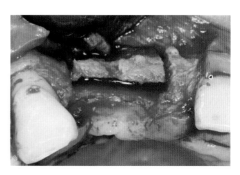

图 6-18　使用骨劈开器从牙槽嵴顶处进行
骨劈开

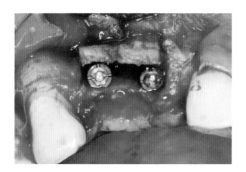

图 6-19　植入种植体后𬌗面观，在种植体和
颊侧骨板之间存在间隙

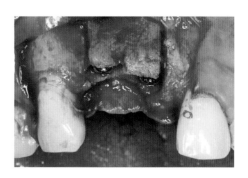

图 6-20　植入种植体后的唇侧观

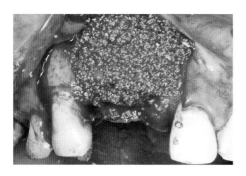

图 6-21　在骨间隙内填入骨替代材料

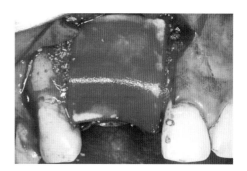

图 6-22　覆盖可吸收胶原膜，膜的范围超过骨边缘约 2mm

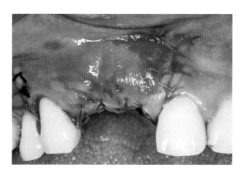

图 6-23　无张力缝合

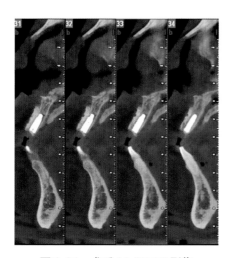

图 6-24　术后 11 CBCT 影像

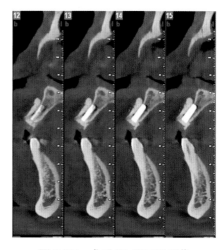

图 6-25　术后 21 CBCT 影像

（2）二期手术（图6-26～图6-29）。

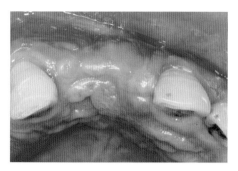

图6-26　6个月后显示软组织愈合良好

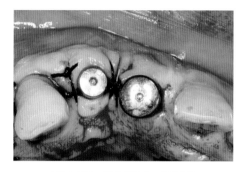

图6-27　进行种植二期手术

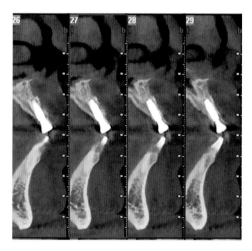

图6-28　CBCT显示11部位种植体骨整合良好

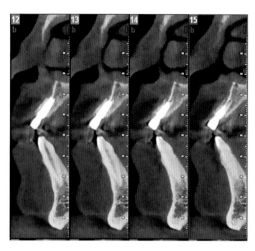

图6-29　CBCT显示21部位种植体骨整合良好

（3）修复过程（图6-30、图6-31）。

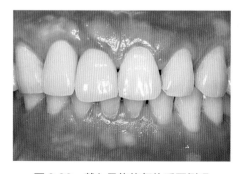

图6-30　戴入最终修复体后唇侧观

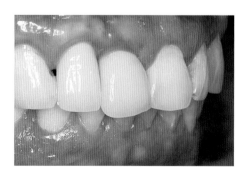

图6-31　侧面观

第二节　骨 挤 压 术

（一）概述

骨挤压技术，是指在种植手术过程中，当种植区牙槽骨密度较低时，为避免因钻骨造成骨量缺失，同时为了增加骨与种植体的接触面积、增强种植体初期稳定性，而使用不同型号的与种植窝相匹配的挤压器逐级挤压牙槽窝，通过挤压增加种植窝周围牙槽骨密度，利用骨松质的弹性扩大种植窝，最终使种植体顺利植入的方法（图 6-32），目前此技术已成为提高疏松骨质区种植体稳定性的有效方法。传统的骨挤压器（图 6-33）主要采用敲击就位的方式，其就位过程会对局部组织产生作用力，就位后待局部组织产生形变，再旋转取下。

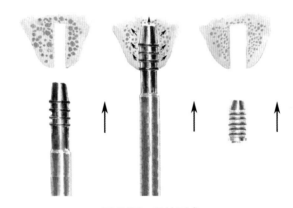

图 6-32　骨挤压术

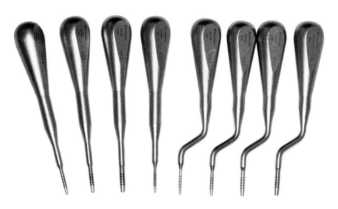

图 6-33　不同规格的骨挤压器

骨挤压技术具有以下几个优点：

1. 创伤小。

2. 最大限度保存患者自体骨组织。

3. 种植体可以同期植入，缩短治疗周期。

4. 许多病例无需植入其他骨替代材料，减少创口裂开等手术并发症。

5. 减少治疗费用。

Strietzel 等认为，如果种植位点为Ⅰ或Ⅱ类骨，则不宜采用骨挤压技术，一是骨质致密不易挤压，二是这样会破坏局部的血液供应，导致局部骨质吸收。采用骨挤压技术的Ⅱ类骨和Ⅲ类骨病例，其术后的骨吸收量前者明显高于后者。

骨挤压在临床中的应用主要集中在：

1. 骨挤压解决骨小梁疏松的问题　在上颌后牙区，局部的骨组织常常较为松软，在种植时可以采用骨挤压工具，使种植骨孔周围的骨质被挤压致密，这样做的目的是希望提高种植体的骨结合率，但目前缺乏相关科学证据支持这一观点。对于一些病例的追踪发现：通过骨挤压虽可增加种植体植入时的稳定性，但经过一段时间局部增密的骨小梁又吸收改建恢复原样。对于骨质疏松的种植床（Ⅲ或Ⅳ类骨），只有在术者判断其可能严重危及种植体的初期稳定性时才考虑采用该技术。大多数病例无需考虑采用骨挤压技术。尚不能肯定单纯的骨质疏松程度与种植体的存留率之间有直接关系。

2. 骨挤压解决牙槽嵴宽度不足　对于剩余牙槽骨颊舌向宽度不足的病例，特别是牙槽嵴顶的宽度不足，运用骨挤压增宽再种植的方法可以避免常规窝洞制备造成的种植窝骨壁缺损，尽可能多地保存种植体颈周边缘骨高度和厚度，常联合骨劈开技术一起使用。

（二）操作步骤及要点

1. 切口设计　常需要将颊侧黏骨膜瓣大范围翻开以便在骨挤压操作过程中能清楚地观察到是否有骨板裂开（图 6-34），如有则需要另外行 GBR 技术。

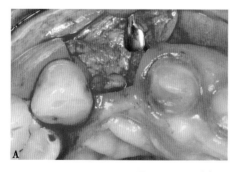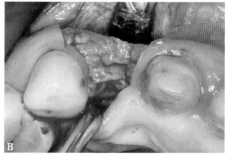

图 6-34　手术切口设计，翻开黏骨膜瓣

2. 骨挤压　先用球钻或枪钻定点后在局部按照既定的种植体植入位点和轴向制备种植窝洞，同时按序列由小到大逐级使用骨挤压器械。敲击就位的锥形挤压器要轻轻敲击逐渐深入，同时要控制好方向（图 6-35）。

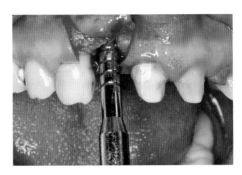

图6-35　使用骨挤压器进行逐级挤压

3. 种植体植入　骨挤压完毕后，使用探针探查骨壁是否完整，使用与最后行骨挤压器械相匹配的钻针行种植窝洞的预备，植入种植体（图6-36）。

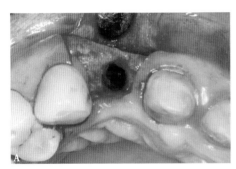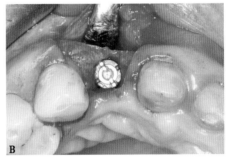

图6-36　植入种植体

A. 骨挤压完后的种植窝洞　B. 植入种植体

4. 对周围骨缺损的处理　若植入种植体后，观察到周围有骨缺损，需要植入人工骨材料，视缺损大小可以选择是否覆盖屏障膜（图6-37）。

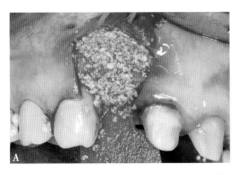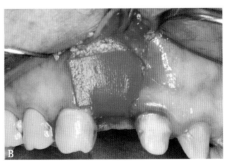

图6-37　覆盖屏障膜处理骨缺损

A. 在骨缺损部位填入人工骨材料　B. 在骨材料上面覆盖一层可吸收胶原膜

5. 缝合创口（图6-38）。

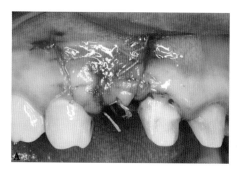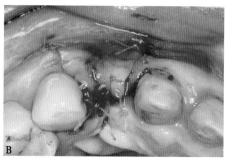

图6-38　无张力缝合创口
A. 创口唇面观　B. 创口殆面观

6. 术后4个月行二期修复（图6-39～图6-45）。

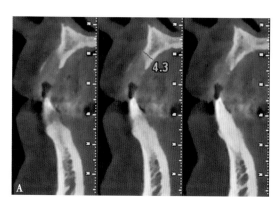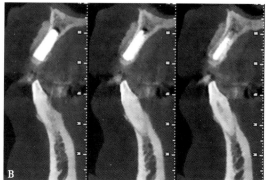

图6-39　术前术后CT比较
A. 术前CT矢状面显示牙槽骨宽度较窄　B. 术后CT矢状面

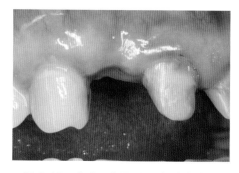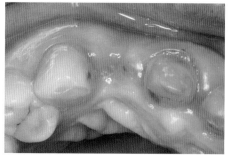

图6-40　术后4个月后，牙龈愈合良好　　　　图6-41　殆面观显示牙槽嵴较丰满，宽度较术前有明显改善

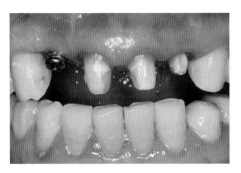

图 6-42 二期手术暴露覆盖螺丝,更换愈合帽,11—22 拟进行全瓷冠修复,并进行牙体预备

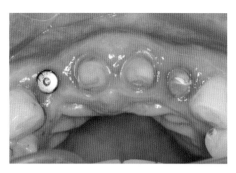

图 6-43 𬌗面观显示 12 的牙龈轮廓与 22 较协调

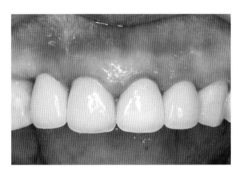

图 6-44 戴上永久修复体后的唇侧观,获得较好的美学效果

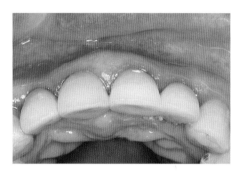

图 6-45 𬌗面观,12—22 牙龈轮廓协调,附着龈充足

7. 注意事项

(1)敲击时动作应轻柔,避免暴力敲击,防止局部骨板过度开裂和损伤前庭沟。

(2)植骨区植入种植体时,采用骨挤压技术需谨慎。

临床病例

1. 病例简介　患者,女,32 岁,上前牙 21 拔除后 3 个月,要求种植修复。

2. 检查　21 缺失,牙龈无红肿异常,唇侧牙槽骨凹陷,CBCT 显示 21 骨宽度不足(图 6-46)。

3. 诊断　牙列缺损。

4. 治疗方案　21 种植术 + GBR 术。

5. 治疗过程　手术过程见图 6-47;二期手术见图 6-48;修复见图 6-49。

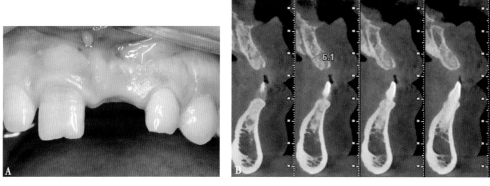

图6-46 检查

A. 术前口内观,唇侧牙槽嵴凹陷　B. CBCT 显示可用骨宽度约为 6.1mm

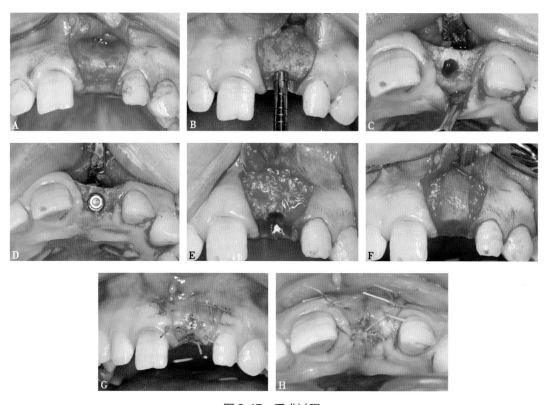

图6-47 手术过程

A. 翻开黏骨膜瓣,可见唇侧牙槽嵴狭窄,拟进行骨挤压　B. 使用相应直径的骨挤压器逐级骨挤压　C. 骨挤压后窝洞,牙槽嵴宽度较之前有改善　D. 常规预备种植窝洞并植入种植体　E. 在骨缺损处填入人工骨材料　F. 覆盖CGF膜　G. 无张力缝合后唇侧观　H. 殆面观

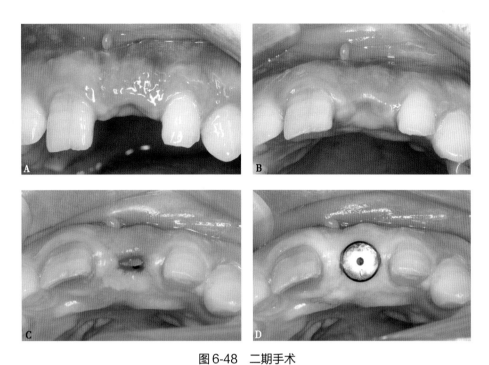

图6-48　二期手术

A、B. 4个月后口内观，软组织愈合良好，牙槽嵴宽度得到一定程度改善　C. 使用高频电刀进行二期手术，暴露覆盖螺丝　D. 旋入愈合帽进行软组织塑形

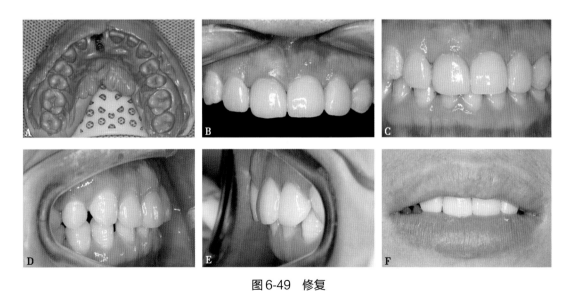

图6-49　修复

A. 开放式印模，获取准确的种植体位置关系　B. 戴入全瓷冠后，获得较理想的美学效果　C. 咬合像
D、E. 侧面观，牙槽嵴较丰满，牙龈未塌陷　F. 微笑像

（李　军）

参考文献

1. Kaplan SJ，Hayes WC，Stone JL，et al. Tensile strength of bovine trabecular bone. J Biomech，1985，18（9）：723-727

2. Stone JL，Beaupre GS，Hayes WC. Multiaxial strength characteristics of trabecular bone. J Biomech，1983，16（9）：743-752

3. Elian N，Jalbout Z，Ehrlich B，et al. A two-stage full-arch ridge expansion technique：review of the literature and clinical guidelines. Implant Dent，2008，17（1）：16-23

4. Enislidis G，Wittwer G，Ewers R. Preliminary report on a staged ridge splitting technique for implant placement in the mandible：A technique note. Int J Oral Maxillofac Implants，2006，21（3）：445-449

5. Tan WL，Wong TL，Wong MC，et al. A systematic review of post-extractional alveolar hard and soft tissue dimensional changes in humans. Clin Oral Implants Res，2012，23（Suppl 5）：1-21

6. Lekholm U，Wannfors K，Isaksson S，et al. Oral implants in combination with bone grafts. A 3-year retrospective multicenter study using the Brånemark implant system. Int J Oral Maxillofac Surg，1999，28（3）：181-187

7. Chiapasco M，Romeo E，Vogel G. Tridimensional reconstruction of knife-edge edentulous maxillae by sinus elevation，onlay grafts，and sagittal osteotomy of the anterior maxilla：preliminary surgical and prosthetic results. Int J Oral Maxillofac Implants，1998，13（3）：394-399

8. Bahat O，Fontanessi RV. Efficacy of implantplacement after bone grafting for three-dimensional reconstruction of the posterior jaw. Int J Periodontics Restorative Dent，2001，21（3）：220-231

9. Buser D，Brägger U，Lang NP，et al. Regeneration and enlargement of jaw bone using guided tissue regeneration. Clin Oral Implants Res，1990，1（1）：22-32

10. Nevins M，Mellonig JT，Clem DS 3rd，et al. Implants in regenerated bone：long-term survival. Int J Periodontics Restorative Dent，1998，18（1）：34-45

11. Aparicio C，Jensen OT. Alveolar ridge widening by distraction osteogenesis：a case report. Pract Proced Aesthet Dent，2001，13（8）：663-668，670

12. Laster Z，Rachmiel A，Jensen OT. Alveolar width distraction osteogenesis for early implant placement. J Oral Maxillofac Surg，2005，63（12）：1724-1730

13. Chiapasco M，Ferrini F，Casentini P，et al. Dental implants placed in expanded narrow edentulous ridges with the Extension Crest device. A 1-3-year multicenter follow-up study. Clin Oral Implants Res，2006，17（3）：265-272

14. Nishoka RS，Souza FA. Bone spreader technique：A preliminary 3-years. J Oral Implant，2009，35（6）：289-294

15. Tada S，Stegaroiu R，Kitamura E，et al. Influence of implant design and bone quality on stress/strain distribution in bone around implants：A 3-dimensional finite element analysis. Int J Maxillofac Implants，2003，18（3）：357-368

16. Chang WJ，Lee SY，Wu CC，et al. A newly designed resonance frequency analysis device for dental implant stability detection. Dent Mater J，2007，26（5）：665-671

17. Huang HM，Chin CL，Yeh CY，et al. Early detection of implant healing process using resonance frequency analysis. Clin Oral Implants Res，2003，14（4）：437-443

18. Friberg B，Sennerby L，Linden B，et al. Stability measurements of one-stage. Branemark implants during healing in mandibles. A clinical resonance frequency analysis study. Int J Oral Maxillofac Surg，1999，28（4）：266-272

19. Huang HM，Cheng KY，Chen CF，et al. Design of a stability-detecting device for dental implants. Proc Inst Mech Eng H，2005，219（3）：203-211

20. Summers RB. The osteotome technique：Part 3-less invasive methods of elevating the sinus floor. Compendium，1994，15（6）：698，700，702-704

第七章

牙槽嵴保存术和即刻种植术

牙齿缺失后，拔牙窝自然改建而会导致牙槽嵴水平和垂直向吸收；其中牙槽嵴宽度降低尤为明显，且颊侧骨壁吸收大于舌侧骨壁。骨吸收不仅会增加种植体植入的难度，还可对美学效果产生影响。那么如何预防或者减缓拔牙窝周围牙槽骨的吸收？目前许多学者和临床医师尝试使用牙槽嵴保存术来保存骨量。

第一节 牙槽嵴保存术的概念

牙槽嵴保存术（ridge preservation or alveolar preservation）系指拔牙后仅在牙槽窝内充填生物材料，而拔牙时使用生物材料对牙槽窝以外的部位进行处理，如 GBR 等方法，称为牙槽嵴增量技术（idge augmentation），与牙槽嵴保存有所不同。另外，许多专家认为拔牙位点保存（extraction site preservation，ESP）和牙槽嵴保存概念比较一致，所以当拔牙部位后续进行种植治疗时，也可称为种植位点保存（implant site preservation，ISP）。狭义的牙槽嵴保存，仅指在拔牙时仅在拔牙窝内用生物材料的充填处理；广义的牙槽嵴保存包括狭义的牙槽嵴保存及拔牙创愈合过程中种植体的植入，即包括即刻种植和早期种植。国内宿玉成将拔牙后拔牙窝的处理分为两种类型：拔牙位点保存和拔牙位点改进。

拔牙位点保存

拔牙位点保存在拔牙同期进行拔牙窝占位，保存邻面牙槽嵴和牙龈乳头的高度和形态，防止拔牙后牙龈乳头和龈缘萎缩，为美学修复创造条件。就拔牙窝的占位方式而言，拔牙位点保存包括两种方式：即刻种植保存位点和生物材料移植保存位点。

（一）即刻种植保存拔牙位点

在拔牙同期植入种植体，为邻面牙槽嵴提供功能性刺激，用美学愈合帽、个性化愈合基台、过渡义齿或临时修复体进行软组织成形，保存邻面牙槽嵴和牙龈乳头的高度和形态，防止拔牙后龈乳头和龈缘的塌陷及萎缩。

（二）生物材料移植保存拔牙位点

在拔牙同期进行拔牙窝内引导骨再生材料移植，并通过黏膜移植或屏障膜将拔牙位点与口腔隔离,保存邻面牙槽嵴和改善牙槽嵴唇颊侧骨弓形态和新形成的硬组织及软组织的形态和质量,使用过渡义齿支撑牙龈乳头,防止拔牙后龈乳头和龈缘塌陷和萎缩。

(三)拔牙位点改进

当存在较为严重的骨和黏膜缺损或感染等情况时,超出了拔牙位点保存的干预能力,或者根本无法进行拔牙位点保存,则需要等待拔牙窝初期愈合之后,再进行硬组织和(或)软组织增量治疗,改善种植位点的解剖学条件,进行同期或延期的种植体植入。拔牙位点愈合后的位点改进,包括自体骨移植、引导骨再生、骨劈开、骨挤压、带蒂和游离软组织瓣移植技术。

第二节 牙槽嵴保存术

(一)牙槽嵴保存术的研究进展

1. 拔牙窝的分类 关于拔牙窝的分类有很多种方法,但是确定拔牙窝质量的关键因素是唇侧软组织及骨壁是否缺损。Elian 等根据患牙颊侧软组织及骨壁的情况,将拔牙位点分为三种类型(图7-1):①Ⅰ型拔牙窝:唇侧软组织和骨壁在正常的水平上(患牙的釉牙骨质界);②Ⅱ型拔牙窝:唇侧软组织存在,但骨壁部分缺损;③Ⅲ型拔牙窝:唇侧软组织及骨壁均存在部分缺损。对Ⅰ型拔牙窝进行牙槽嵴保存相对较为容易,而Ⅲ型拔牙窝最为困难,因为需要软组织的增量,包括结缔组织移植或者结缔组织和骨组织同时移植,分期重建失去的组织。

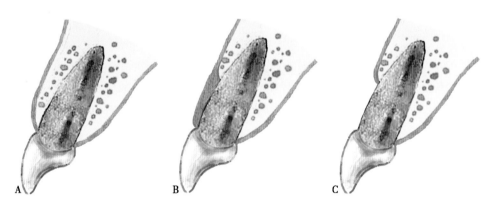

图7-1 拔牙窝的分类(基于唇侧牙龈及骨板情况)

A.Ⅰ型拔牙窝:唇侧软组织和骨壁在正常的水平上(患牙的釉牙骨质界) B.Ⅱ型拔牙窝:唇侧软组织存在,但骨壁部分缺损 C.Ⅲ型拔牙窝:唇侧软组织及骨壁均存在部分缺损

2. 牙槽嵴保存术的优点 牙槽嵴保存术能够最大限度地减少拔牙后软硬组织的萎缩,为后期进行种植牙修复提供良好的条件及美学修复的效果。

3. 牙槽嵴保存术的临床效果 牙槽嵴保存术虽不能完全地阻止牙槽嵴的吸收,但大量的研究证实在新鲜的拔牙窝进行牙槽嵴保存术比拔牙自然愈合(不放生物移植材料)发生更少的吸收。在牙槽嵴保存术中,牙槽嵴水平向的宽度仍然会发生刚刚超过1mm的骨吸收,垂直向的高度相对得以保存。而不进行牙槽嵴保存术中,牙槽嵴水平向的宽度会发生超过3mm的骨吸收,垂直向的高度至少发生1mm的骨吸收甚至更多。影响牙槽嵴保存术的效果可能与以下因素有关:①拔牙窝的临床条件,如骨壁的完整/不完整、感染存在/不存在、骨壁的大小、邻牙存在/不存在;②手术方案的应用,如翻瓣/不翻瓣手术、一期创口关闭/二期愈合;③生物材料的应用,如盖生物膜/不盖生物膜、移植材料的类型;④评估方法的类型,在牙槽嵴保存术的研究中,虽然显示使用屏障膜、翻瓣手术、一期创口关闭能获得更好的效果,但还没有证据显示哪一种材料或者方法是最合适的。

4. 微创拔牙　微创拔牙术的每一步操作都以牙槽骨的最小创伤为原则,使牙槽骨得以最多地保存。微创拔牙是牙槽嵴保存术的基本步骤。自2007年胡开进教授在国内首先倡导微创拔牙技术以来,微创拔牙技术在国内得到了积极响应。对于有可能引起牙槽窝损伤的患牙,建议使用牙周膜分离器或者微创拔牙刀。使用时,牙周膜分离器或者微创拔牙刀沿牙体长轴方向尽力楔入到牙根与固有牙槽窝之间的牙周膜间隙内,将拔牙刀尖端轻巧地沿近中、颊侧、远中、舌侧进行环绕插入牙槽窝从而缓慢地切断牙周韧带,当2/3根长的牙周韧带被切除时,牙根阻力得到解除,有必要时再配合使用拔牙钳完整拔除牙齿。对于后牙残根、残冠,建议先采用高速涡轮钨钢裂钻分根,配合牙周膜分离器或者微创拔牙刀小心地分根,依次拔出多个牙根。患牙拔出后,应仔细清除拔牙窝内残留组织,生理盐水冲洗后评估颊舌侧骨板的完整性和厚度。

5. 生物移植材料　目前,向牙槽窝内植入的骨替代材料常分为四类:自体骨、同种骨、异种骨、人工骨。临床上应用较为广泛的主要有自体骨、去蛋白无机牛骨(DBBM)(如Bio-Oss)、带胶原的去蛋白无机牛骨(如Bio-Oss collagen)、生物活性玻璃、羟基磷灰石(HA)、磷酸三钙(TCP)、同种异体脱钙冻干骨(DFDBA)等。虽然所有的生物移植材料都说明对牙槽嵴的保存具有良好的效果,但是没有详细说明哪一种骨移植材料比另一种骨移植材料好。在牙槽嵴保存术的临床研究中,组织学水平上显示:拔牙窝被新骨和结缔组织的混合物占有,这些混合物大部分围绕着生物移植材料的颗粒。在组织学水平上,牙槽嵴保存术的优点仍然存在争议。牙槽嵴保存术没有明显促进新的硬组织的形成,此外,一些移植材料可能会影响愈合。

6. 拔牙位点与口腔隔离　牙槽嵴保存术的关键因素之一是有效地将植入生物材料的拔牙位点与口腔外环境隔离,确保拔牙窝内新骨的形成和丧失牙根支持的牙槽嵴免受口腔内唾液、饮食等因素的影响,继发牙槽嵴吸收。目前位点隔离的方法包括:屏障膜隔离技术、胶原隔离技术和黏膜移植隔离技术等。

屏障膜包括可吸收膜(如Bio-Gide膜)和不可吸收膜(如e-PTFE膜、钛膜)。关于牙槽嵴保存术是否必须要屏障膜,目前还没有定论。目前的研究没有明确说明用或者没用屏障膜时哪个效果更好,而在牙槽窝骨壁有部分缺失或者全部缺失的病例中,应用屏障膜可能会达到更好的效果。

生物胶原技术是指在清理拔牙创后,植入生物移植材料,然后用一种可吸收性胶原材料涂布组织粘接剂后覆盖其上,从而不需要翻瓣和完全关闭创口。目前临床上使用的生物胶原材料有胶原塞、可吸收胶原膜、CGF膜。生物胶原技术避免了为覆盖屏障膜而切取较大的黏骨膜瓣和关闭创口而损害美学效果,但其结果和传统的膜引导骨再生方法近似。

黏膜移植隔离技术是通过软组织处理将拔牙窝创口的关闭，通常有采用松弛切口使颊侧黏膜瓣覆盖创口，也有采用腭侧滑行瓣关闭创口，或者游离牙龈移植。

7.牙槽嵴保存术的一期创口关闭　牙槽嵴保存术是否需要一期创口关闭？关于这个问题现在下任何的结论还太早。在维持稳定膜龈结合，增加角化牙龈方面二期愈合（没有达到初期关闭）比一期创口关闭更具有优势。虽然一小部分研究认为二期愈合不影响牙槽嵴保存的量和新骨的生成，但是这项技术还没有得出最后结论。在他们的方案中，牙槽嵴保存没有一期创口关闭，但使用了屏障膜。因此，早期的适应证认为在牙槽嵴保存术中如果无法一期创口关闭，使用屏障膜可能是有利的。至于哪一种屏障膜隔离口腔及促进牙龈生长效果最好，目前也没有定论。在牙槽嵴保存术中，如果不采用翻瓣技术达到一期创口关闭，也可以通过使用胶原塞或者CGF膜覆盖拔牙创，隔离骨移植材料同促进牙龈愈合。

8.牙槽嵴保存术的临床推荐　目前，对于牙槽嵴保存术的临床共识性推荐包括以下内容：抬高翻瓣、生物性材料的植入（生物材料维持牙槽嵴轮廓）；一期创口关闭；低吸收率和替代率的生物材料；抬高翻瓣和放入一个装置维持牙槽嵴的轮廓。

关于不同的材料应用于临床研究的系统性综述没有显示出材料之间的明显差异（如充填物和膜），而单独使用胶原塞显示负面的结果。虽然一期创口关闭是成功的重要因素，但是还没有文献显示不同的一期创口关闭技术之间（软组织冲压、结缔组织移植、屏障膜、软组织替代基质）存在显著差异。

（二）牙槽嵴保存术的适应证、禁忌证和操作方法分类（表7-1、表7-2）

表7-1　牙槽嵴保存术的适应证和禁忌证

适应证	禁忌证
1. 拔牙时不进行种植体的植入 2. 患者不适合拔牙即刻种植 3. 无法获得种植初期稳定性 4. 青少年的牙齿拔除	存在较为严重的骨和黏膜缺损或感染等情况，超出了牙槽嵴保存的干预能力或者根本无法进行牙槽嵴保存，则需要等待拔牙窝初期愈合之后，再进行硬组织或软组织的增量治疗

表7-2　牙槽嵴保存术的操作方法分类

拔牙窝的分类	方案	骨移植材料	屏障膜	翻瓣	一期创口关闭
Ⅰ型	①	是	否	否	否（胶原塞或CGF膜）
	②	是	否	是	是（冠向复位瓣）
	③	是	是（可吸收胶原膜）	否	否（胶原塞、CGF）
	④	是	是（可吸收胶原膜）	是	是（冠向复位瓣）
Ⅱ型	⑤	是	是（可吸收胶原膜）	是	是（冠向复位瓣）
	⑥	是	是（不可吸收胶原膜）	是	是（冠向复位瓣）
	⑦	是	是（可吸收胶原膜，冰淇淋桶技术）	否	否（胶原塞、CGF膜）
Ⅲ型	⑧	分期重建牙槽嵴（骨组织和结缔组织的移植）			

（三）牙槽嵴保存术使用的相关设备、材料、器械

牙槽嵴保存术主要使用的器械、材料包括微创拔牙刀（图7-2）、拔牙钳、骨移植材料、可吸收胶原膜、胶原塞、CGF膜等等。

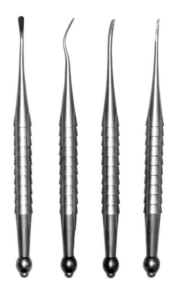

图7-2　不同型号的微创拔牙刀

刃部有不同的宽度，适用于不同直径的患牙，刃部有直的和弯曲，分别适用于前牙和后牙

（四）牙槽嵴保存术的临床操作步骤

1. 麻醉　同一般种植手术。如果需要翻瓣，则需增大麻醉范围。

2. 微创拔牙　对于单根牙，可使用微创拔牙刀切断牙周韧带，然后在牙根的近远中间隙或者腭侧间隙，利用楔的原理，将牙根挺松，避免对颊侧骨板的损伤（图7-3）。对于多根牙，应先利用高速手机将牙根分割成单根，然后逐个微创拔除（图7-4）。拔出后应搔刮牙槽窝，去除肉芽组织及感染物，然后用大量的生理盐水冲洗拔牙窝。检查拔牙窝的骨壁是否完整、骨壁的厚度、有无骨壁缺损和穿孔。

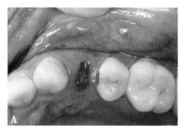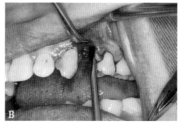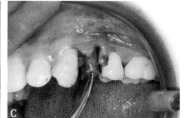

图7-3　前磨牙微创拔除术

A. 牙龈已覆盖24残根，无法保留，拟拔牙即刻种植　B. 切开翻瓣，将拔牙刀尖端轻巧地沿近中、颊侧、远中、舌侧进行环绕插入牙槽窝，从而缓慢地切断牙周韧带　C. 当2/3根长的牙周韧带被切除时，牙根阻力得到解除，利用血管钳拔除松动牙根

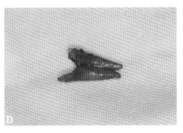
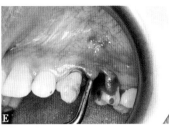

图 7-3　前磨牙微创拔除术（续）

D. 微创拔除的 24 残根，牙根完整　E. 搔刮拔牙窝，检查拔牙窝唇侧骨板的完整性

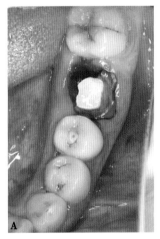
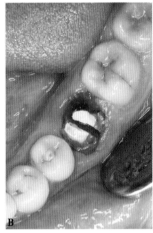
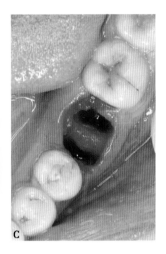

图 7-4　多根牙微创拔除术

A. 46 牙冠脱落，牙冠近中舌侧龋坏至龈下 3mm　B. 利用高速手机和金刚砂车针将 46 牙冠切开至牙槽嵴顶　C. 微创分次拔除 46 近远中根，牙槽间隔得以保留

3. 植入骨充填材料　将骨移植材料（骨粉颗粒）填充拔牙窝至牙槽嵴顶，也可以在拔牙窝底部先充填骨粉颗粒，中部和上部放入骨胶原材料（图 7-5）。根据拔牙窝的骨壁是否缺损，决定是否采用可吸收胶原膜。若采用不翻瓣手术，则需要使用生物胶原技术（胶原塞）或者 CGF 膜隔离创口。

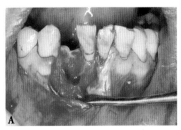
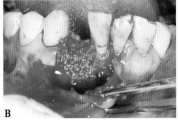
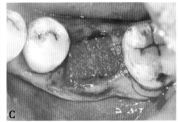

图 7-5　拔牙窝内植入骨替代材料

A. 42 拔牙窝颊侧骨板骨缺损大　B. 在拔牙窝中充填骨移植材料至牙槽嵴顶，同时恢复拔牙窝颊侧的骨缺损区　C. 36 拔牙窝底部充填骨粉（Bio-Oss），中上部放入骨胶原（Bio-Collagen）

4. 缝合 翻瓣手术可采用间断缝合关闭创口，不翻瓣手术采用十字交叉缝合加间断缝合固定伤口（图 7-6）。

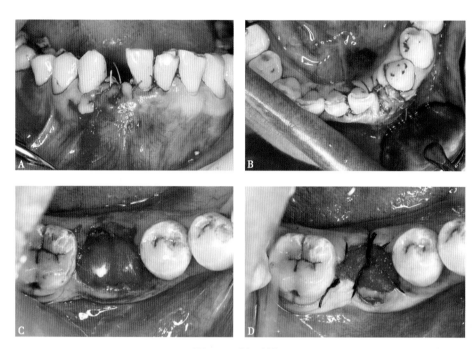

图 7-6 创口关闭

A. 42 牙槽嵴保存术采用翻瓣手术，纵切口采用间断缝合关闭 B. 42 牙槽嵴保存术采用翻瓣手术，牙槽嵴顶切口采用间断缝合关闭 C. 46 牙槽嵴保存术采用不翻瓣技术，创口表面放置胶原塞隔离 D. 46 牙槽嵴保存术采用不翻瓣技术，十字交叉缝合加间断缝合固定伤口

病例展示

（一）例 1

1. 病例简介 患者，男，46 岁，前牙变色伴反复流脓数年，现松动，要求拔除后种植牙修复。

2. 检查 CBCT 显示 21 根尖大面积骨质破坏（图 7-7A、B）。

3. 诊断 慢性根尖炎。

4. 治疗计划 由于 21 根尖大面积骨质破坏，无法进行拔牙即刻种植，拟采用拔牙位点保存，延期种植。

5. 治疗过程 位点保存技术的临床操作步骤见图 7-7。

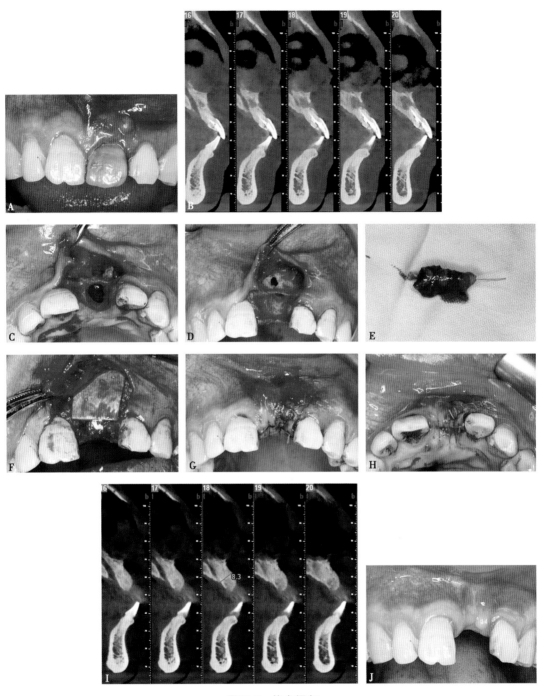

图7-7 位点保存

A. 21牙冠变色,唇侧见一脓包,牙龈为薄型生物型 B. 术前CBCT示21根尖部大面积阴影,累及唇侧骨板,无法进行即刻种植,拟行牙槽嵴保存术 C. 微创拔除21,见拔牙窝唇侧较薄 D. 搔刮冲洗拔牙窝后,见唇侧根尖侧穿孔 E. 微创拔出的21,根尖发生吸收 F. 拔牙窝充填骨移植材料(底部为Bio-Oss、上部为Bio-Collagen、唇侧过量植入Bio-Oss),颊侧覆盖可吸收胶原膜(Bio-Gide) G. 松解颊侧黏膜瓣,利用可吸收线无张力严密缝合伤口(一期创口关闭) H. 骀面观显示唇侧牙槽嵴由于过量地充填骨移植材料,显得丰满 I. 术后CT示唇侧植入过量骨替代品 J. 位点保存术后3个月,21牙槽嵴发生轻度收缩(唇面观)

105

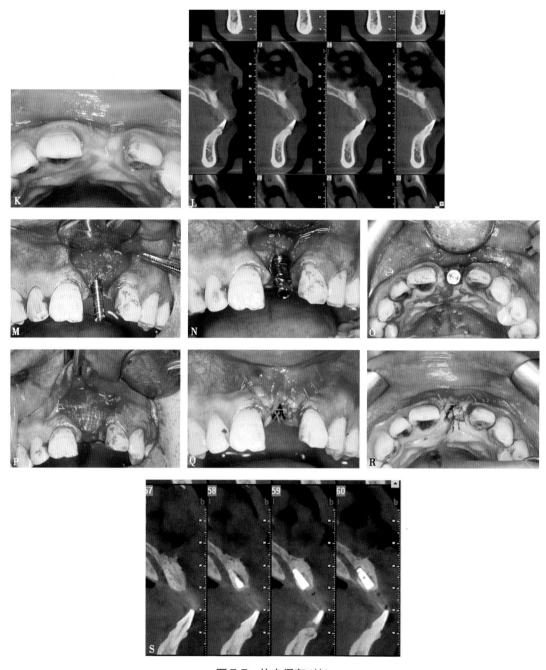

图 7-7 位点保存（续）

K. 位点保存术后 3 个月，21 牙槽嵴发生轻度收缩（𬌗面观） L. CBCT 示唇侧骨替代品发生吸收 M. 21 制备种植窝，唇侧骨量仍不充足 N. 21 植入种植体，唇侧骨组织较薄（唇侧观） O. 21 植入种植体，唇侧骨组织较薄（𬌗侧观） P. 21 种植体唇侧重新植入骨替代品，覆盖 CGF 膜 Q. 21 严密缝合伤口（唇侧观） R. 21 严密缝合伤口（𬌗面观） S. 21 种植术后 CBCT，唇侧植入足量的骨替代品

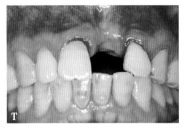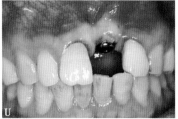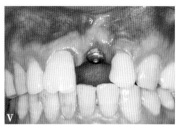

图 7-7 位点保存（续）

T. 21 种植术后 5 个月，伤口完全愈合　U. 21 种植术后 5 个月，进行二期手术　V. 21 种植术后 6 个月，经过 2 次植骨，牙槽嵴的宽度得以维持

（二）例 2

1. 病例简介　患者，女，40 岁，主诉右侧后牙根管治疗后一直咬合不适。

2. 检查　临床检查示 46 叩痛（+），根管再治疗后仍未见好转，X 线片怀疑牙根纵裂。

3. 治疗计划　拟拔除后位点保存术，延期种植（图 7-8）。

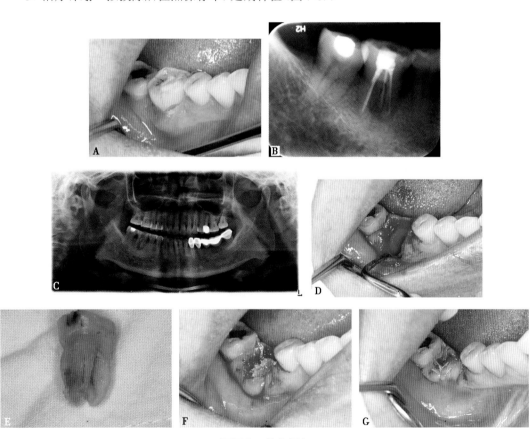

图 7-8 位点保存

A. 46 术前口内照，叩痛（+），颊侧扪诊不适　B. 46 X 线片示已行根管充填，近中根牙周膜低密度阴影
C. 转入牙体牙髓科，重新进行根管再治疗，但症状一直未见好转，拟拔除 46，进行位点保存，延期种植
D. 拔除 26，彻底搔刮、冲洗　E. 26 远中根见牙根纵裂纹　F. 26 拔牙窝充填骨胶原块（Bio-Oss Collagen）
G. 松解颊侧黏膜瓣，严密缝合伤口

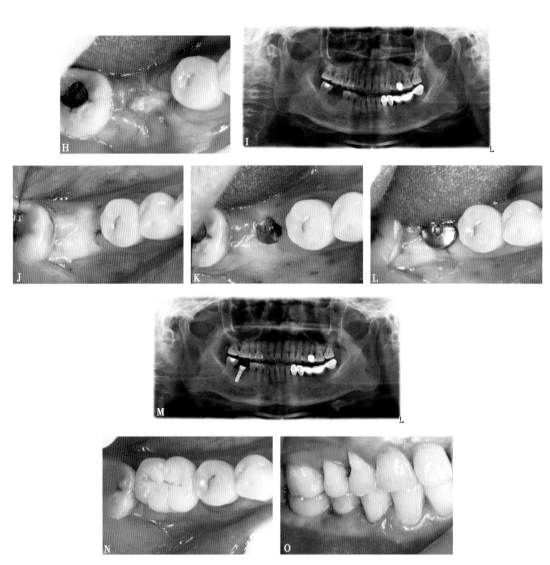

图 7-8 位点保存（续）

H. 术后一周拆线，伤口愈合良好，未见感染 I. 46 位点保存术后 4 个月，伤口完全愈合，牙槽骨宽度充足
J. 46 位点保存术后 4 个月，曲面体层片示牙槽嵴的高度得以保存，拔牙窝间隙已基本愈合 K. 26 采用不
翻瓣种植技术 L. 术后曲面体层片示 26 种植体位置良好 M. 26 植入 Straumann 4.8mm×12mm 种植体，
安放愈合基台 N. 26 戴入最终修复体（殆面观） O. 26 戴入最终修复体（咬合观）

第三节 即刻种植技术

即刻种植已经是较为成熟的种植技术。即刻种植最初的目的主要是为了缩短治疗时间，尽快给患者完成修复治疗。近年来，随着美学修复的发展，越来越多的学者和临床医师尝试使用即刻种植作为减缓牙槽嵴萎缩的一个美学手段。

（一）即刻种植技术

1．定义　即刻种植技术即是在拔除患牙的同时，将种植体植入新鲜的拔牙窝，但具有严格的植入适应证及禁忌证。

2．优点和缺点　即刻种植的优缺点见表7-3。

表7-3　即刻种植的优缺点

即刻种植的优点	即刻种植的缺点
一次手术	手术要求高、操作复杂
减少治疗时间	边缘黏膜退缩的风险
拔牙位点骨的保存	辅助结缔组织移植（CTG）
较少费用	辅助骨移植和引导骨组织再生

3．生存率及对牙槽嵴的保存　最新的研究分析显示即刻种植体的生存率为97.3%～99%。即刻种植在短期的临床结果上与延期种植具有可比性。即刻种植没有影响种植体的边缘骨吸收和术后感染的发生。关于根尖病变对即刻种植生存率的影响存在争议。一些研究发现在感染的牙槽窝进行即刻种植与在不感染的牙槽窝或者健康的牙槽嵴上进行即刻种植生存率相似。

对即刻种植保存牙槽嵴的效果仍有一定的争议。一些学者认为在即刻种植后牙槽嵴的三维形态可以维持，而另一些学者认为在即刻种植后软组织的保存是最理想的。研究发现，即刻种植种植体颈部骨组织不仅有新骨形成，还存在骨吸收，尤其是牙槽嵴外侧壁的垂直向吸收较为明显。目前，共识性结论认为即刻种植阻止不了牙槽嵴的吸收。在即刻种植术中，临床医师需要考虑拔牙窝颊侧骨壁的厚度、种植体在拔牙窝的水平向和垂直向位置，这些因素在愈合过程中将会影响硬组织的改变。此外，还应该考虑到患者的年龄和吸烟习惯。

4．即刻种植窝洞的制备推荐（表7-4）（图7-9、图7-10）。

表7-4　即刻种植窝洞制备推荐

牙位	初始的窝洞预备	初期稳定性的达到
上颌前牙	在牙槽窝的舌侧骨板中部 1/3 和根尖 1/3 交界处制备初始窝洞，避免种植体碰到颊侧骨壁	根尖向：通过牙槽窝顶点 3～4mm 基骨提供初期稳定性 水平向：通过种植体衔接腭侧骨壁提供额外的稳定性
上颌前磨牙	尝试在牙槽窝中部靠近腭侧制备初始窝洞。如果存在牙槽间隔，轻微移除根间的骨嵴顶直到获得足够宽度的骨。如果无法在牙槽间隔做起始制备，可以在舌侧牙槽窝的根尖顶点和靠近中央预备起始窝洞。不要让种植体衔接颊侧骨壁	根尖向：通过牙槽窝顶点 3～4mm 基骨提供额外的初期稳定性 水平向：通过种植体衔接牙槽窝的近远中骨壁，有时甚至是腭侧骨壁提供初期稳定性

牙位	初始的窝洞预备	初期稳定性的达到
上颌磨牙	通常不推荐即刻种植。如果牙根是分叉的，可在牙槽间隔制备起始窝洞。如果牙槽间隔窄，轻轻移除牙根间隔骨嵴顶直到有足够宽度的骨。不推荐在牙槽窝的腭侧根作为即刻种植的位点，因为不能达到以修复为导向的三维种植。种植体的颈部可以衔接拔牙窝的近远中和腭侧骨壁	根尖向：通过牙槽窝顶点 3～4mm 基骨提供初期稳定性 水平向：通过大直径种植体衔接近远中及腭侧骨壁提供初期稳定性，并防止损伤上颌窦
下颌前牙	沿着牙槽窝的中间直线方向制备初始窝洞	根尖向：通过牙槽窝顶点 3～4mm 基骨提供初期稳定性 水平向：推荐使用直径小的种植体，不要衔接牙槽窝的近远中及颊舌侧的骨壁
下颌前磨牙	沿着牙槽窝的中间直线方向制备初始窝洞	根尖向：通过牙槽窝顶点 3～4mm 基骨提供额外的初期稳定性 水平向：通过种植体衔接牙槽窝的近远中及舌侧骨壁提供初期稳定性
下颌磨牙	如果牙根分叉，可以在牙根间隔中央制备初始窝洞。如果牙槽间隔窄，轻轻移除牙根间隔骨嵴顶直到有足够宽度的骨。如果无法在牙槽间隔中央制备，可以在近中根或者远中根窝洞根尖靠近中心，与上颌腭侧牙尖相对的方向制备。不推荐在近中或者远中牙槽窝进行即刻种植，因为不能达到以修复为导向的三维种植	根尖向：通过牙槽窝顶点 3～4mm 基骨提供额外的初期稳定性 水平向：通过大直径的种植体衔接牙槽窝的近远中及颊舌侧骨壁提供初期稳定性

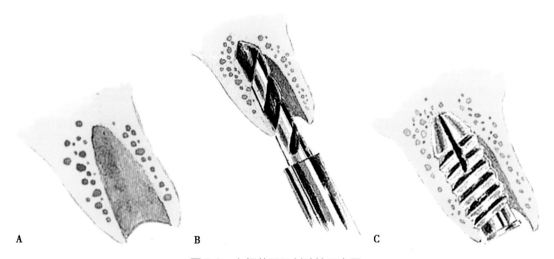

图 7-9　上颌前牙即刻种植示意图

A. 上颌前牙拔牙窝形态　B. 轻微偏腭侧，与唇侧骨板平行，制备窝洞，深度超过拔牙窝根尖 3～4mm
C. 植入种植体，种植体整体偏向腭侧

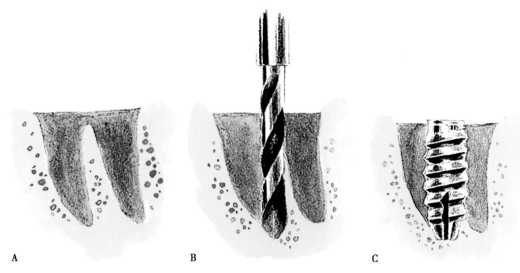

图 7-10　下牙即刻种植示意图

A. 下颌磨牙拔牙窝形态　B. 在牙槽间隔上制备种植窝，深度超过拔牙窝根尖 3～4mm　C. 种植体位于牙槽间隔中间

5. 即刻种植的术中探查（表 7-5）。

表 7-5　即刻种植的术中探查

考虑内容	处理方法
颊侧骨板及牙龈情况	a. 完整且厚的颊侧骨板、厚龈生物型：即刻种植，考虑不翻瓣
	b. 完整且厚的颊侧骨板、薄龈生物型：即刻种植，考虑 CTG（上皮下结缔组织移植）
	c. 完整且薄的颊侧骨板、厚龈生物型：即刻种植，考虑不翻瓣，骨移植
	d. 完整且薄的颊侧骨板、薄龈生物型：在低风险的患者中，考虑不翻瓣即刻种植，骨移植和辅助 CTG
	e. 颊侧骨板少部分缺损、可以获得初期稳定性：可能考虑即刻种植且联合 GBR，需要或不需要 CTG
	f. 颊侧骨板大范围缺损，种植体不能获得合适的位置：考虑延期种植
水平向骨缺损（种植体与唇侧骨板距离，jump distance）	a<2mm：不需要植骨，缺损可以自然愈合
	b>2mm：自然愈合不可预测，需要植骨

（二）即刻种植的纳入标准、适应证和禁忌证（表 7-6、表 7-7）

表 7-6　即刻种植的纳入标准

即刻种植的纳入标准
1. 低风险的患者
2. 美学需求低
3. 软组织的质和量充足
4. 骨壁的质和量充足
5. 不存在感染扩散

表 7-7　即刻种植的适应证和禁忌证

即刻种植的适应证	即刻种植的禁忌证
1. 拔牙窝周围骨壁完整，可保证植入种植体周围有骨壁包绕	1. 拔牙时有脓性分泌物溢出者
2. 拔牙窝底部存在 5mm 以上的骨量，以保证种植体获得初期稳定性	2. 拔牙区周围软组织有蜂窝组织炎和肉芽肿者
3. 拔牙窝内可搔刮干净	3. 拔牙区缺乏足够的根部骨质
4. 存在可以封闭拔牙窝的足量软组织	4. 剩余骨的解剖形态不利于理想的修复
5. 在美观要求高的部位，拔牙窝唇颊侧骨壁要充分	

（三）即刻种植的临床操作步骤

1. 麻醉　同牙槽嵴保存术。

2. 微创拔牙　同牙槽嵴保存术。

3. 预备种植窝　按照表 7-4 推荐的即刻种植窝洞制备方法制备窝洞（图 7-11～图 7-13）。

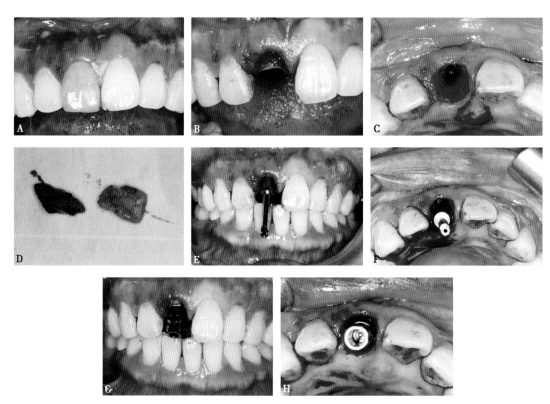

图 7-11　上前牙即刻种植窝洞预备

A. 11 牙齿折断，无法保留　B. 微创拔除 11，未损伤牙龈乳头　C. 微创拔除 11（船面观）　D. 拔除的 11 牙冠及牙根　E. 偏腭侧预备 11 种植窝　F. 咬合时 11 预备位置良好　G. 11 植入种植体，唇舌向位置良好　H. 咬合时 11 种植体位置良好

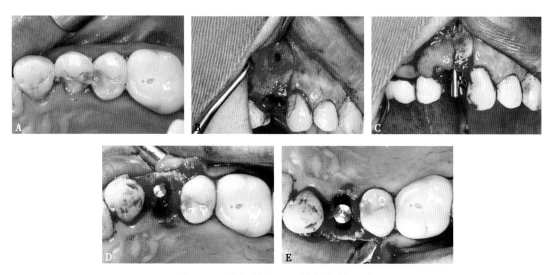

图 7-12　上颌前磨牙即刻种植窝洞预备

A. 患者，女，右上后牙进食不适多年，14 腭侧牙体缺损及龈下 3mm，无法保留　B. 微创拔除 14，颊侧根尖出现骨缺损　C. 14 制备窝洞，放入平行杆，确定三维方向　D. 𬌗面观示：平行杆位于窝洞中间　E. 植入种植体，种植体位于拔牙窝中间，近远中骨壁与种植体接触，获得初期稳定性

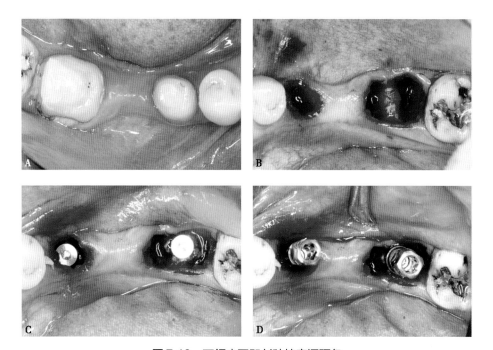

图 7-13　下颌磨牙即刻种植窝洞预备

A. 患者，女，右下后牙冠套修复 10 余年，近 2 年自觉咀嚼无力，拟种牙修复　B. 微创拔除 45、47，47 牙槽间隔保留完整　C. 在 47 拔牙窝中央的牙根间隔定点　D. 在 47 牙槽间隔中间植入种植体，种植体与颊舌侧骨壁接触获得初期稳定性；在 45 拔牙窝植入种植体，种植体与周围骨板接触获得初期稳定性

临床病例

（一）例1

1. 病例简介　患者，女，51岁，上前牙折断3天，要求修复。

2. 检查　口内检查21折断至牙龈缘，CBCT示21牙根短小，无法保留，唇侧骨板约1mm，根尖区基骨充足（图7-14）。

3. 治疗计划　拟采用拔牙即刻种植即刻修复（图7-15、图7-16）。

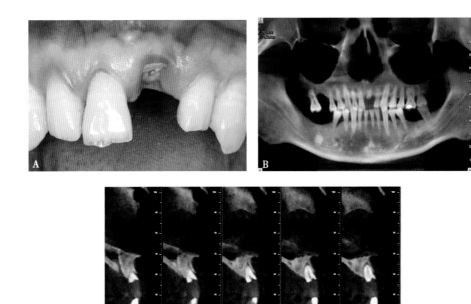

图 7-14　检查

A. 21折断至牙龈缘，牙龈周围组织健康，薄龈生物型　B. 术前CBCT曲面体层片示：21牙根短小，邻牙位置正常　C. 术前CBCT侧断面示21牙根短小，唇侧骨板约1mm，根尖下方骨量充足

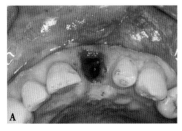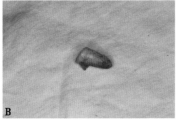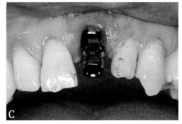

图 7-15　手术过程

A. 微创拔出21残根，偏腭侧预备种植窝　B. 21残根短小，利于即刻种植　C. 21植入Zimmer 3.7mm×10mm种植体，种植体肩台位于龈下2～3mm

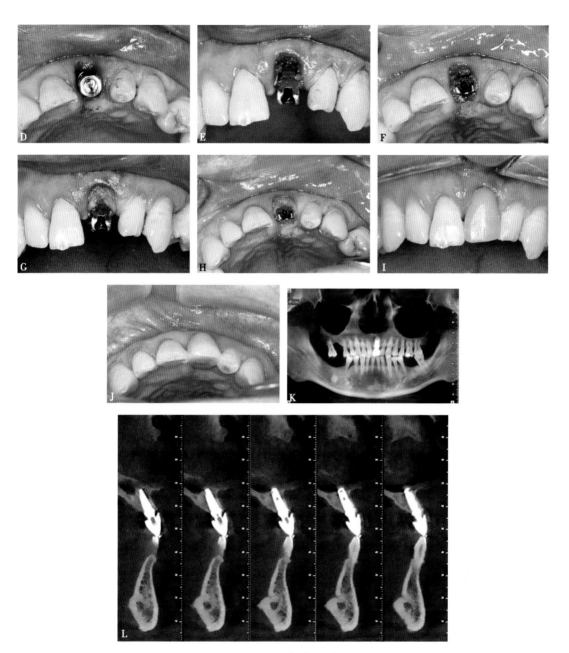

图7-15 手术过程（续）

D. 21 种植体的唇侧位于 11、22 唇侧连线的腭侧 2~3mm　E. 更换调改后的替代体　F. 21 拔牙窝缺损区充填骨粉　G. 21 拔牙窝表面覆盖 CGF 膜　H. 21 拔牙窝表面覆盖 CGF 膜（𬌗面观）　I. 在调磨后的替代体上制作临时修复　J. 调𬌗后，21 无咬合接触　K. 21 即刻种植即刻修复术后 CBCT 曲面体层片　L. 术后 CBCT 示 21 种植位置良好，唇侧有 2mm 骨移植材料

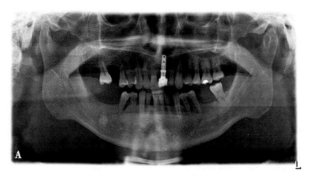

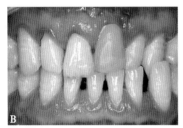
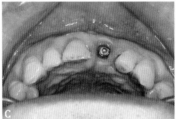
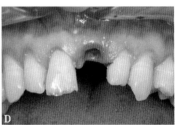

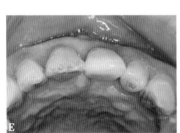
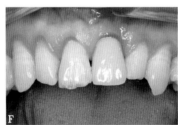
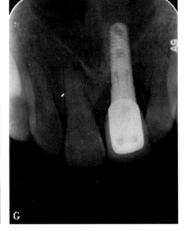

图 7-16 前牙即刻种植修复

A. 21 即刻种植即刻修复术后 5 个月,全景片示骨结合良好 B. 21 即刻种植即刻修复术后 5 个月,临时冠塑形,牙龈乳头未见退缩 C. 拆下 21 临时修复体,牙龈塑形良好 D. 拆下 21 临时修复体,袖口成形良好 E. 21 戴入最终修复体(殆面观) F. 21 戴入最终修复体,近远中牙龈乳头未见退缩 G. 最终修复体时牙片示种植体骨结合良好种植体肩台处未见明显骨吸收

（二）例 2

1. 病例简介　患者,男,56 岁,主诉上下颌后牙区牙齿缺失,无法咀嚼,要求种植修复。

2. 检查　口内检查发现 17—15、24、34—37 缺失,牙槽嵴条件尚可;25、26 松动Ⅲ度,CT 示25 根尖周低密度阴影,26 根尖未见异常。

3. 诊断　牙列缺损、慢性牙周炎。

4. 治疗计划　25、26 均无法保留,但根尖区基骨充足。缺牙区采用延期种植修复术,25、26采用拔牙即刻种植修复（图 7-17）。

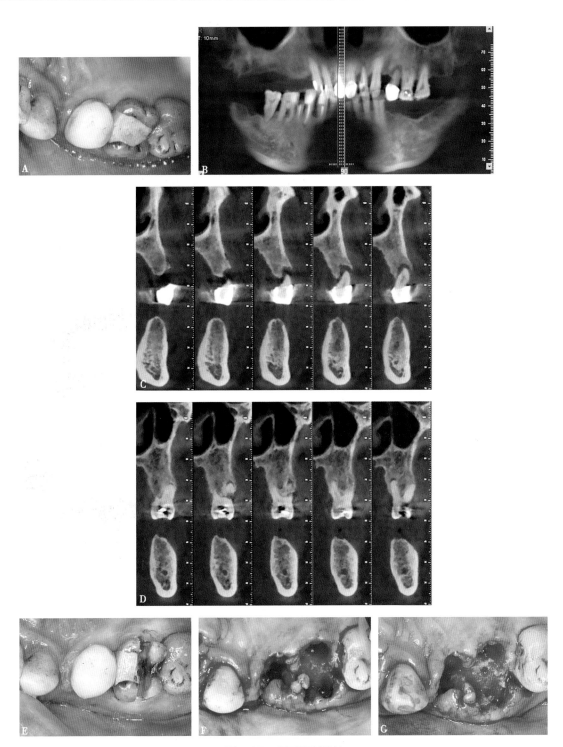

图 7-17　后牙即刻种植

A. 术前 25、26 𬌗面观，24 缺牙间隙小，拟 25、26 即刻种植修复 24—26　B. 术前 CBCT 曲面体层片示：25 牙根短小、牙周炎，26 根尖周膜间隙增宽范围小　C. CBCT 侧断面图像示 25 牙根短小，牙周感染范围小，根尖区基骨宽度和高度充足　D. CBCT 侧断面图像示 26 牙槽间隔存在，根尖周膜间隙增宽范围小　E. 利用金刚砂车针切开 26 牙冠　F. 微创拔出 25、26，保留 26 牙槽间隔　G. 在 26 牙槽间隔定点，制备窝洞

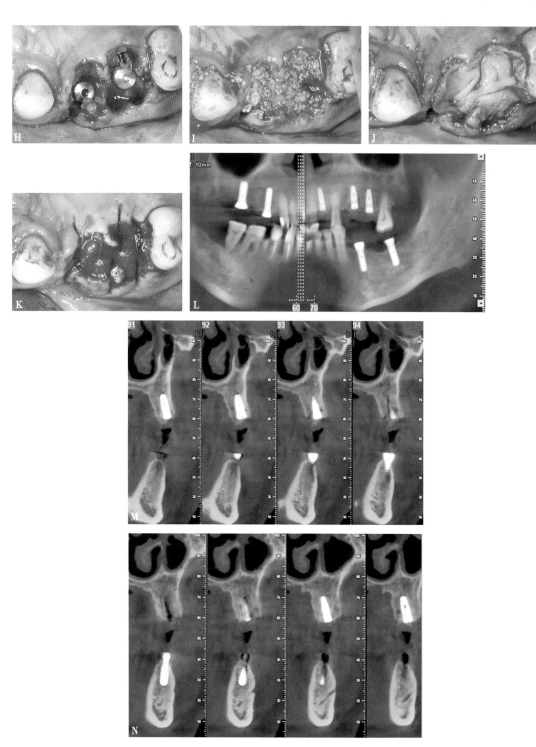

图 7-17 后牙即刻种植（续）

H. 在 26 牙槽间隔植入 Nobel Replace 4.3mm×10mm 种植体，25 拔牙窝植入 Nobel Replace 4.3mm×10mm
种植体   I. 25、26 种植体与拔牙窝缺损间隙充填骨粉   J. 25、26 骨粉上方覆盖 CGF 膜   K. 严密缝合 25、
26 拔牙窝   L. 术后 CBCT 显示 25、26 种植方向良好   M. 术后 CBCT 示 26 方向良好，唇侧有充足厚度的
骨组织   N. 术后 CBCT 示 25 方向良好，唇侧有 2mm 厚骨组织

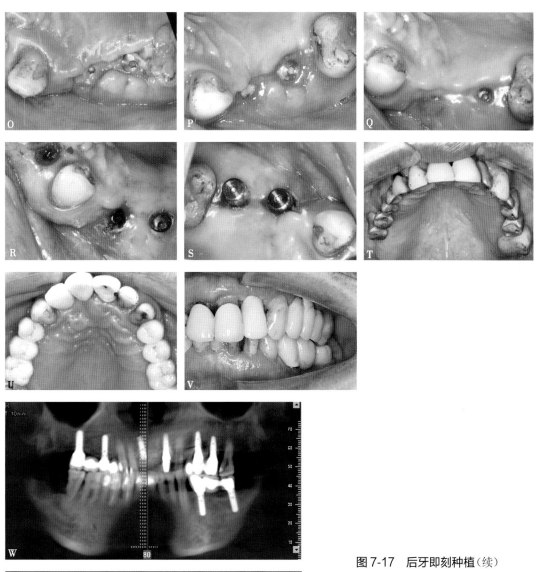

图7-17 后牙即刻种植（续）

O. 25、26种植术后一周拆线，伤口未见感染 P. 25、26种植术后一个月，伤口基本愈合，密闭螺丝部分外露 Q. 25、26术后3个月，26封闭螺丝部分外露，25未见封闭螺丝外露 R. 利用半导体激光切除25、26封闭螺丝表面覆盖的牙龈组织 S. 25、26安放愈合基台 T. 25、26试支架，24—26为单端固定桥 U. 24—26单端固定桥修复戴牙时𬌗面观 V. 24—26单端固定桥修复颊面观 W. 25、26修复后CBCT曲面体层片 X. 25修复术后CBCT矢状面图像

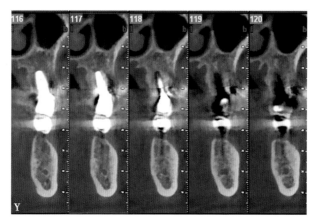

图7-17　后牙即刻种植（续）

Y. 26修复术后CBCT侧断面图像

（金柱坤）

参考文献

1. Vignoletti F，Matesanz P，Rodrigo D，et al. Surgical protocols for ridge preservation after tooth extraction. A systematic review. Clin Oral Implants Res，2012，23（Suppl 5）：22-38

2. Horvath A，Mardas N，Mezzomo LA，et al. Alveolar ridge preservation. A systematic review. Clin Oral Investig，2013，17（2）：341-363

3. Horowitz R，Holtzclaw D，Rosen PS. A review on alveolar ridge preservation following tooth extraction. J Evid Based Dent Pract，2012，12（3 Suppl）：149-160

4. 宿玉成. 拔牙位点保存和种植修复的实验及临床研究. 吉林：吉林大学，2008

5. 连珊. 牙槽嵴位点保存的动物实验研究. 广州：南方医科大学，2014

6. Chrcanovic BR，Albrektsson T，Wennerberg A. Dental implants inserted in fresh extraction sockets versus healed sites：a systematic review and meta-analysis. J Dent，2015，43（1）：16-41

7. Ortega-Martínez J，Pérez-Pascual T，Mareque-Bueno S，et al. Immediate implants following tooth extraction A systematic review. Med Oral Patol Oral Cir Bucal，2012，17（2）：e251-e261

8. Al-Sabbagh M，Kutkut A. Immediate implant placement：surgical techniques for prevention and management of complications. Dent Clin North AM，2015，59（1）：73-95

9. Elian N，Cho SC，Froum S，et al. A simplified socket classification and repair technique. Pract Proced Aesthet Dent，2007，19（2）：99-104

第八章

浓缩生长因子在口腔种植中的应用

第一节 概 述

浓缩生长因子（concentrate growth factor，CGF）是一种新型的血小板浓缩物，是由 Sacco 于 2006 年在富血小板纤维蛋白（plate-rich fibrin，PRF）制备工艺的基础上进行了改良而制取的，其中含有更高浓度的各类生长因子及更大的纤维蛋白块，具有改善并增强组织再生的独特性质。CGF 所含的生长因子包含：转移生长因子 -β（TGF-β）、血小板衍生生长因子（PDGF）、类胰岛素生长因子（IGF）、骨形成蛋白（BMPs）、血管内皮生长因子（VEGF）、表皮生长因子（EGF）以及成纤维细胞生长因子（FGF）等。和 PRF 一样，CGF 的制备不需要添加任何诸如牛的凝血酶等抗凝剂，与 PRF 不同的是，CGF 采用的是另一种离心程序。CGF 使用 2400～2700r/min 可变转速来分离静脉血中的细胞，从而使纤维蛋白凝块比常规的 PRF 更大、更稠密。由于纤维蛋白原、XIII 因子浓缩物和凝血酶的存在，使 CGF 膜的纤维蛋白凝块的质量较 PRF 更好。凝血酶激活的 XIIIa 因子和纤维蛋白凝块增加了 CGF 膜的稳定性、强度并且可以防止血纤维蛋白溶酶的介导性降解。

CGF 作用的发挥同 PRF 一样，有赖于其高浓度的各类生长因子及纤维蛋白原所形成的纤维网状支架。但 CGF 作为一种治疗生物材料，与其他血小板浓缩物相比，具有完全独特的性质。从制备过程、生化特点、血纤维蛋白凝固的结构、血小板细胞因子的作用、白细胞激活、血管生成等各个方面，以及 CGF 系统间可能存在的相互作用，都使 CGF 在软组织和骨再生方面起着十分重要的作用，是一种易于开发、适合各种不同临床应用的生物材料（表 8-1）。

表 8-1 PRP、PRF 及 CGF 制备的比较

类别	制备过程	离心方法
PRP（富血小板血浆）	相对复杂，需要添加抗凝剂	二次离心
PRF	简单，无添加剂	一次离心，恒速 3000r/min，12 分钟
CGF	简单，无添加剂	2400～2700r/min，10 分钟

大量研究表明，在 CGF 中主要富含转化生长因子（transforming growth factor-β1，TGF-β1）和血管内皮生长因子（vascular endothelial growth factor，VEGF）。这两种生长因子可以促进细胞增殖和分泌基质，在骨形成过程中还可以促进局部微小血管形成，对于软硬组织再生起重要作用。

第二节　CGF制取步骤

1．使用5ml不含抗凝剂的真空负压采集管采集静脉血，由于没有含有抗凝剂，因此需要快速采集血液并离心（图8-1A）。

2．将采血管放置专用离心机进行离心（图8-1B），离心10分钟后，在采血管内形成三层境界清晰的结构（图8-1C）。最上一层为无细胞血清，最下层为红细胞，中间形成的凝胶状结构即为CGF。

3．倾倒上层的血清，将中间的CGF与下层的红细胞仔细分离，可以使用剪刀在两者交界的地方剪断（图8-1D）。另外有文献报道，在交界红细胞层也含有比较多生长因子和白细胞。

4．使用配套的压膜工具或者无菌纱布将CGF凝胶压制成膜，根据手术的用途使用（图8-1E）。

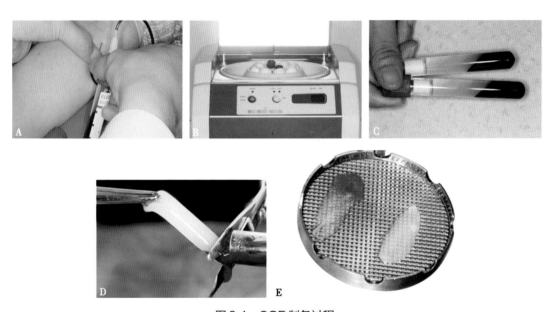

图8-1　CGF制备过程

A．抽取静脉血　B．立即将血样放入CGF离心机内　C．离心后得到3层境界分明的结构　D．倾倒上层液体和最下层的红血细胞，获得中间的CGF　E．使用专用的压膜器将CGF凝胶压制成膜

第三节　CGF在种植临床中的应用

（一）CGF起屏障膜作用

纤维蛋白成分使CGF具有了一定的机械强度，同时浸润了血浆的膜对骨移植材料还具有生理性粘接剂的作用，这种粘接加大了骨移植材料的生理性强度，对愈合的发生起到关键作用。

在小范围骨缺损处植入骨粉，覆盖 CGF 膜利用其机械强度和生理性粘接剂的作用促进骨粉的固定（图 8-2）。

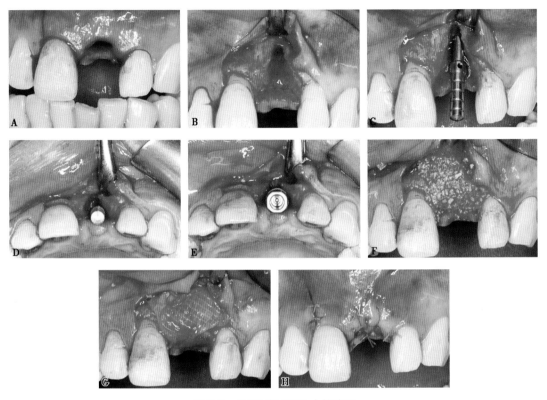

图 8-2　CGF 在 GBR 中的应用

A. 切口设计，在 11 远中做垂直松解切口　B. 翻开黏骨膜瓣，唇侧牙槽骨为开裂型骨缺损　C、D. 平行杆确定种植体近远中和唇舌向的方向　E. 植入种植体后确认植入方向在安全区域　F. 在骨缺损区域填入骨替代材料　G. 覆盖 CGF 膜　H. 无张力缝合创口

（二）CGF 在拔牙位点保存中的应用

CGF 富含多种能满足机体早期组织愈合所需要的高浓度生长因子，并具有极佳的协同作用，从而弥补了单一生长因子刺激组织愈合能力不足的缺点，加速了缺损区的愈合。在拔牙位点保存中，可以使用 CGF 作为软组织迁移的支架，促进成纤维细胞快速增殖，从而实现软组织的早期关闭作用（图 8-3）。

（三）CGF 促进植骨区骨组织的再生

CGF 自身具有独特的三维网状结构，微观上起到了一种细胞支架（缓释载体）的作用，使血小板、成骨细胞、骨细胞及前成骨细胞更易于附着其表面，进行分裂增殖，CGF 和骨代用品混合搅拌后形成了更为黏稠和稳定的状态，有利于骨替代材料支架作用的发挥。同时，CGF 和骨代用品兼具有骨诱导和骨引导作用，能够诱导未分化的间充质细胞转化为成骨细胞或成软骨细胞，并促进骨生长，提供支架引导新骨向内生长或沉积。CGF 联合骨代用品在缩短缺损区骨组织愈合时间、提高缺损区骨愈合质量上起着重要作用（图 8-4）。

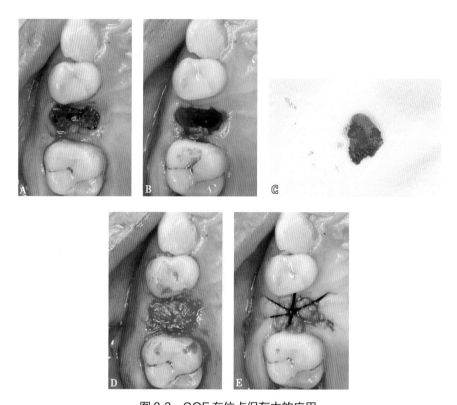

图 8-3　CGF 在位点保存中的应用

A. 术前可见 15 为残根，断端位于龈下约 0.5mm　B. 微创拔除残根　C. 残根拔除后可见根面有肉芽组织　D. 彻底清理拔牙窝后填入人工骨材料　E. 覆盖 CGF 膜，八字缝合

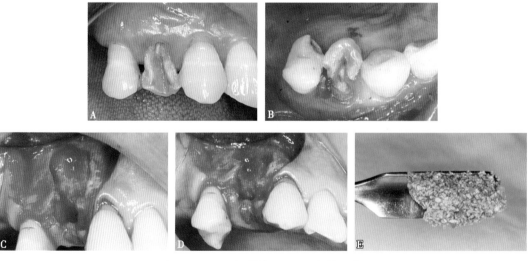

图 8-4　CGF 促进植骨区骨组织的再生

A、B. 术前口内照　C、D. 翻瓣暴露骨面　E. 将 CGF 与骨粉混合

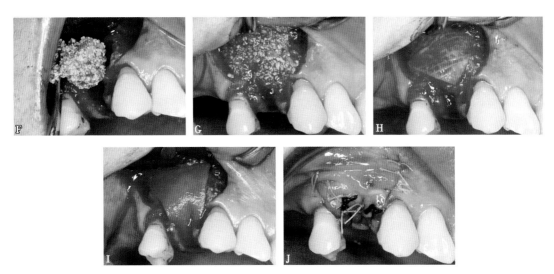

图 8-4 CGF 促进植骨区骨组织的再生（续）

F. 将混合物填入骨缺损部位 G. 严密充实 H. 在骨替代材料外放置一层 CGF 膜 I. 最外侧覆盖可吸收胶原膜 J. 无张力缝合

（四）CGF 促进上颌窦内骨质再生

制备的纤维蛋白与 CGF 块可以在上颌窦黏膜内提升后直接塞入上颌窦底，保持间隙来促进窦内种植体周围骨质再生。与其他人工骨材料联合应用或者单独使用，都可以明显促进局部骨质再生（图 8-5）。

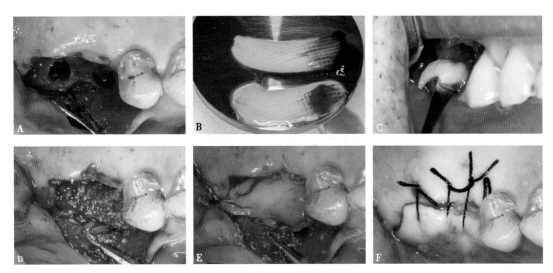

图 8-5 促进上颌窦内骨质再生

A. 翻瓣后进行种植窝洞预备，并使用 Summer 骨凿行上颌窦内提升 B. 制取 CGF 膜 C. 将 CGF 膜填入上颌窦底 D. 在骨缺损处填入人工骨充填材料 E. 在外层盖一层 CGF 膜 F. 间断缝合

第四节　病 例 展 示

（一）例1

1. 病例简介　患者，女，38岁，上尖牙拔牙后6个月，要求种植。自诉小时候曾正畸，既往体健，否认系统疾病史和过敏史。

2. 检查　13、14缺失，牙龈无红肿异常，粭龈距正常，邻间隙为一个牙位，颊侧骨板凹陷，12、15叩痛（-），松动（-）（图8-6）。

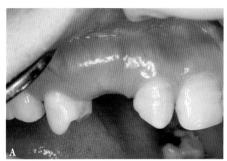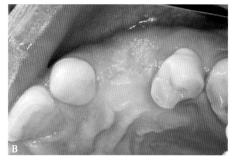

图8-6　术前检查口内照

A. 颊侧见骨板凹陷，牙龈无异常　B. 邻间隙为一个牙位

3. 辅助检查　缺牙间隙牙槽骨骨质未见异常，高度充足，宽度嵴顶处约6～7mm，最窄处约4～5mm（图8-7）。

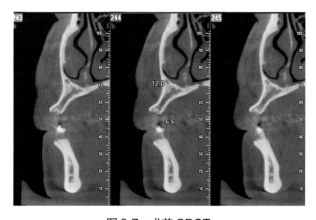

图8-7　术前CBCT

缺牙间隙牙槽骨骨质未见异常，高度充足，宽度嵴顶处约
6～7mm，最窄处约4～5mm

4. 诊断　牙列缺损。

5. 治疗计划　13种植术（图8-8、图8-9）6个月后二期手术，待袖口成形后修复（图8-10）。

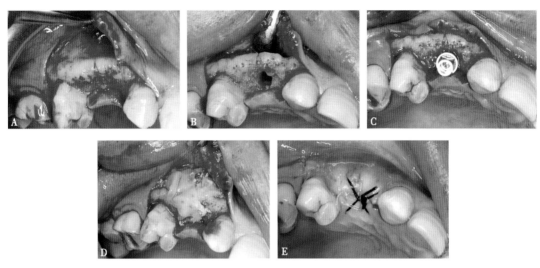

图8-8　13种植过程

A. 13切开翻瓣，见颊侧骨板凹陷　B. 定位，备洞　C. 植入植体　D. 颊侧植入骨粉，覆盖CGF膜
E. 3-0丝线关闭创口，可吸收线对位缝合

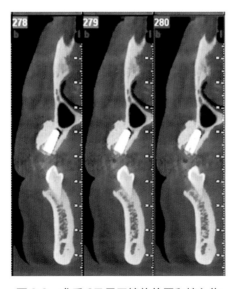

图8-9　术后CT显示植体位置和植入物

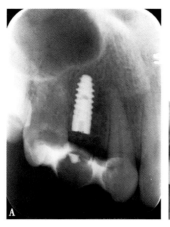
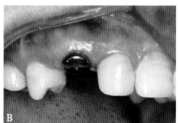
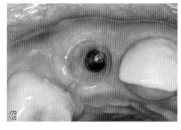
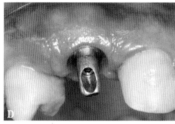
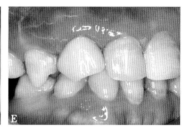

图 8-10 二期手术

A. 6个月后 X 线片显示植体骨结合良好,可以更换牙龈成形器 B. 用牙龈成形器对牙龈进行塑形
C. 牙龈袖口成形良好 D. 戴入基台 E. 修复后颊侧观,修复体颜色形态良好

（二）例2

1. 病例简介 患者,女,36岁,上颌滞留乳牙松动,要求种植。既往体健,否认系统疾病史和过敏史。

2. 检查 63 Ⅱ°松动、牙龈红肿,颊侧有瘘管,邻间隙为一个牙位,颊侧骨板略有凹陷(图8-11)。

3. 辅助检查 缺牙间隙牙槽骨骨质未见异常,高度充足,宽度嵴顶处约6～7mm(图8-12)。

4. 治疗计划 63即刻种植,术后拍摄 CBCT。种植手术及修复过程见图8-13～图8-40,6个月后复诊情况见图8-41～图8-43。

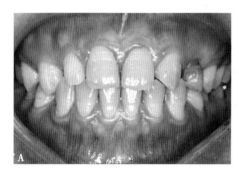
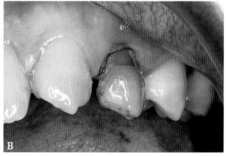

图 8-11 术前口内检查

A. 治疗前口内全口正面像 B. 口内局部正面像

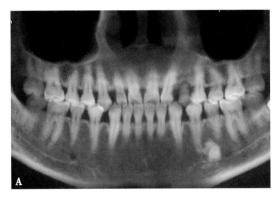 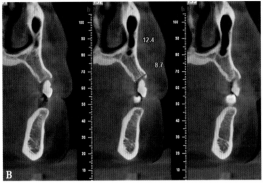

图 8-12　术前 CBCT

A. CBCT 示术前全景观　B. CBCT 示术前全景观

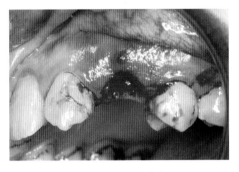

图 8-13　微创拔除患牙

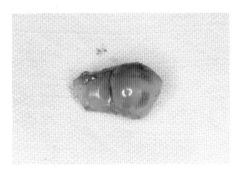

图 8-14　左上 3 拔除后

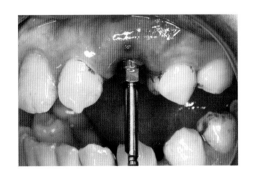

图 8-15　钻针显示窝洞预备的近远中方向

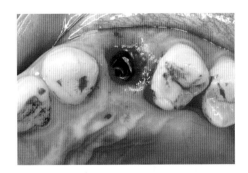

图 8-16　即刻植入种植体，种植体的内三角正对颊侧

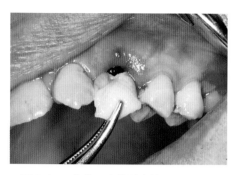

图 8-17　在拔牙窝的𬌗方填入 CGF 膜

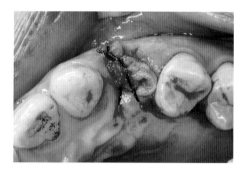

图 8-18　采用改良水平褥式缝合固定 CGF 膜

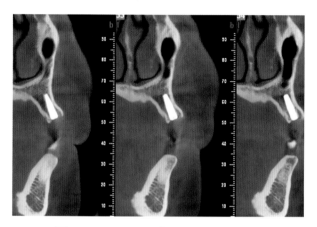

图 8-19　CBCT 示种植体植入后矢状观

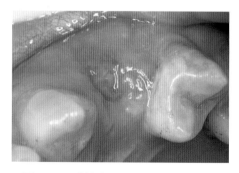

图 8-20　种植术后 10 天伤口愈合情况

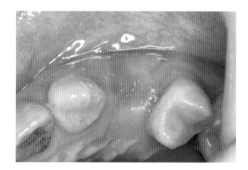

图 8-21　种植术后 20 天伤口愈合情况

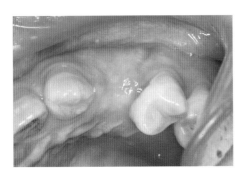

图 8-22　种植术后 3 个月口内骀面观

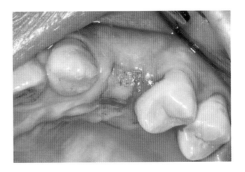

图 8-23　二期手术切口位置,牙龈去上皮化处理

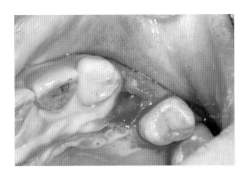

图 8-24　翻开全厚黏骨膜瓣

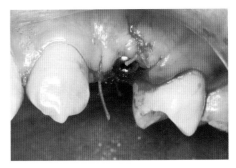

图 8-25　放置愈合帽,将翻开的黏骨膜瓣插入到颊侧的黏膜下(改良腭侧旋转插入瓣),并使用 5-0 可吸收缝线固定

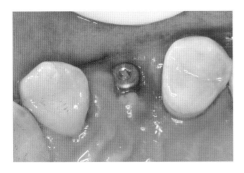

图 8-26　二期手术 10 天后软组织愈合良好

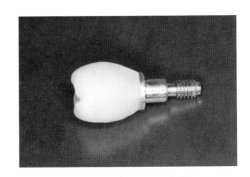

图 8-27　制作个性化愈合帽

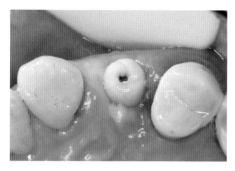

图 8-28 愈合帽就位后挤压周围牙龈,进行牙龈塑形

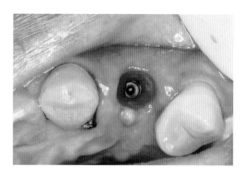

图 8-29 个性化愈合帽塑形 2 个月后,卸下愈合帽,显示健康的牙龈袖口

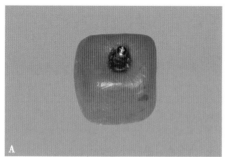

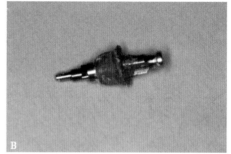

图 8-30 制作个性化取模柱

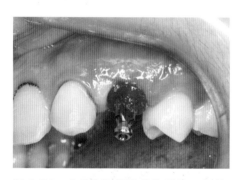

图 8-31 个性化取模柱就位后的口内观,22—13 进行贴面预备

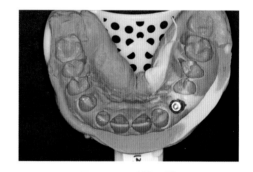

图 8-32 种植取模

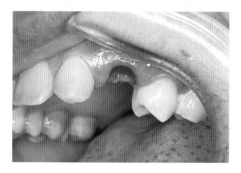

图 8-33 卸下愈合帽,显示健康的牙龈袖口

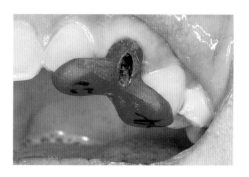

图 8-34 在基台就位器辅助下安放永久基台

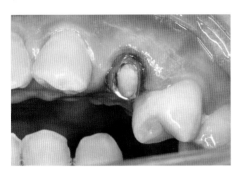

图 8-35 永久基台加力到 35N·cm 后,使用弹性树脂封闭螺丝孔

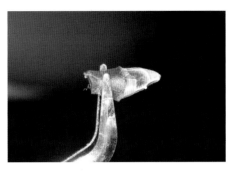

图 8-36 自凝树脂复制永久基台,进行预粘接

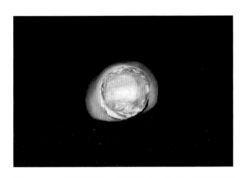

图 8-37 预粘接后,烤瓷冠内均匀分布薄层粘接剂

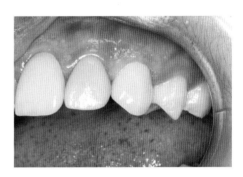

图 8-38 戴牙完成后唇面观

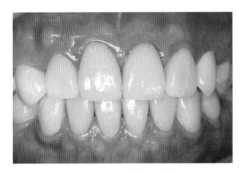

图 8-39 口内正面像

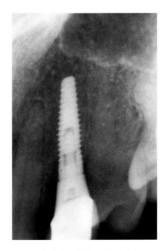

图 8-40 戴牙后根尖片

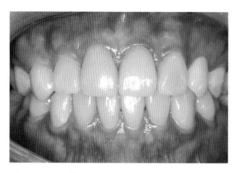

图 8-41　戴牙 6 个月后复查，口内正面像

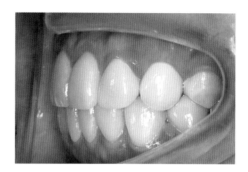

图 8-42　侧面观

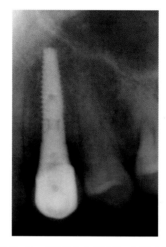

图 8-43　戴牙 6 个月后复查根尖片

（李　军）

参考文献

1. Plachokova AS，Nikolidakis D，Mulder J，et al. Effect of platelet-rich plasma on bone regeneration in dentistry：a systematic review. Clin Oral Implants Res，2008，19（6）：539-545

2. Dohan DM，ChoukrounJ，Diss A，et al. Platelet-rich fibrin（PRF）：a second-generation platelet concentrate. Part I：technological concepts and evolution. Oral Surg Oral Med Oral Pathol Oral Radiol Endod，2006，101（3）：e37-e44

3. Jang ES，Park JW，Kweon H，et al. Restoration of peri-implant defects in immediate implant installations by Choukroun platelet-rich fibrin and silk fibroin power combination graft. Oral Surg Oral Med Oral Pathol Oral Radiol Endod，2010，109（6）：831-836

4. Lee JW，Kim SG，Kim JY，et al. Restoration of a Peri-implant defect by platelet-rich fibrin. Oral Surg Oral Med Oral Radiol，2012，113（4）：459-463

5. Rodella LF，Favero G，Boninsegna R，et al. Growth factors，CD34 positive cells and fibrin network analysis in concentrated growth factors fraction. Microsc Res Tech，2011，74（8）：772-777

6. Sacco L. Lecture. International academy of implant prosthesis and osteoconnection，2006，12.4

7. Sohn DS, Heo JU, Kwak DH, et al. Bone regeneration in the maxillary sinus using an autologous fibrin-rich block with concentrated growth factors alone. Implant Dent, 2011, 20 (5): 389-395

8. Mazor Z, Horowitz RA, Del Corso M, et al. Sinus floor augmentation with simultaneous implant placement using choukroun's platelet-rich fibrin as the sole grafting material: a radiologic and histologic study at 6 months. J Periodontol, 2009, 80 (12): 2056-2064

9. Tajima N, Ohba S, SawaseT, et al. Evaluation of sinus floor augmentation with simultaneous implant placement using platelet-rich fibrin as sole grafting material. Int J Oral Maxillofac Implants, 2013, 28 (1): 77-83

第九章
骨增量术的替代方案

患者是口腔种植治疗的客体,同时又是治疗评价的一个重要主体,患者的愿望影响和规范着技术发展的未来。通过简单、经济、快速的治疗获得最佳的种植效果是每位患者的愿望,由此衍生出的简单化要求已逐渐受到学术界的关注。种植的简单化原则概括为以下几方面:①外科技术的微创化;②种植设计的简单化;③种植治疗的即时化;④种植费用的经济化。近些年,口腔种植学所取得的最新成果奠定了种植向简单化方向发展的基础。目前关于骨增量技术的替代方案有以下几种,如短种植体、倾斜种植体、小直径种植体、悬臂梁技术等。

第一节 短 种 植 体

牙齿缺失后,尤其是在那些缺牙时间长或者重度牙周炎的患者中,剩余牙槽嵴通常会发生严重的萎缩。上颌或者下颌的后部区域由于受到解剖结构的限制(上颌窦或下牙槽神经),而无法植入常规长度的种植体。通过一些先进的骨组织增量技术,可以获得种植体植入的空间、提高了美学效果及种植体的冠根比。然而,复杂的外科手术同样增加了患者治疗的时间、费用以及骨增量的并发症。那么,在这种情况下短种植体可能是一种比较好的治疗选择。

一、短种植体技术

(一)短种植体的定义

关于短种植体的长度描述在不同文献中定义了不同的标准。文献报道的标准有 <10mm、≤8mm、≤7mm 等等。最近报道把设计在骨内长度≤8mm 的种植体定义为短种植体(short implants);把设计在骨内长度≤5mm 的种植体定义为超短种植体。短种植体的直径基本都是≥3.5mm(标准直径或者大直径)。

(二)短种植体的优点

避免了一些复杂的骨增量技术、手术创伤小、缩短治疗时间、减少治疗费用、避免发生上颌窦穿孔和下颌神经管损伤等并发症。短种植体的应用使得骨量不足的种植手术变得简单化。

（三）短种植体的生存率

种植体表面处理技术的改进，增大了种植体的表面粗糙度，增加了骨结合的表面积，缩短了骨结合时间，从而使短种植体的成功率增加。目前，认为短种植体在临床使用上与标准种植体一样，具同样的可比性和有效性。在大部分文献报道中，短种植体的生存率都可以达到90%以上，能够成功地应用于后牙区牙槽骨严重萎缩的单冠修复及连冠修复，而短种植的失败可能归因于上颌骨的骨质差和机械的表面形态。同时，学者们也发现短种植体的长度和直径并不是种植体生存率的决定因素。

（四）短种植体的冠根比和边缘骨吸收

用长种植体的原始参数之一是长种植体可以提供更好的冠根比，这种假设是从自然牙冠根比中推断出来的。然而，研究显示种植体的冠根比在生物和技术并发症的发生上没有明显的统计学意义。短种植体（<10mm）和标准种植体（≥10mm）在种植体支持固定修复中有相似的种植体周围边缘性骨吸收。因此，不能得出这样的结论：种植体的长度影响种植体边缘性骨吸收。需要注意的是这些研究报道的冠根比的范围大部分在1.0～2.0之间，而大于2.0的研究报道极少。因此，未来还需要进一步研究种植体冠根比大于2.0对边缘骨吸收、种植体的生存率、生物和技术并发症发生上的影响。目前，市场上大部分的种植系统都是采用平台迁移理论设计，这在种植体周围骨的维持中效果更好。

（五）短种植体的适应证和禁忌证

短种植体的应用无绝对禁忌证，但在四类骨应用中需慎重。表9-1、表9-2给出了吸收的上颌骨及下颌骨应用短种植体的分类。

表9-1　吸收的上颌骨治疗新分类

牙槽嵴的高度[*]（H）	治疗选择	
	Ⅰ类骨、Ⅱ类骨、Ⅲ类骨	Ⅳ类骨、牙周病史、吸烟者、老年者
H<5mm	窦提升	窦提升
5mm≤H≤6mm	短种植体	窦提升
H≥6mm	短种植体	短种植体

注：[*]这个分类适合剩余牙槽嵴宽度至少为5mm

表9-2　吸收的下颌骨治疗新分类

牙槽嵴的高度[*]（H）	治疗的选择 Ⅰ类骨、Ⅱ类骨、Ⅲ类骨、Ⅳ类骨
H<8mm	骨增量技术
H≥8mm	短种植体

注：[*]这个分类适合剩余牙槽嵴宽度至少为5mm

（六）短种植体使用的相关设备、材料、器械

短种植体使用的相关设备、材料、器械与常规种植手术基本一致。种植系统的止动环，可以防止种植窝洞预备过深而损伤到上颌窦底或下牙槽神经（图9-1）。

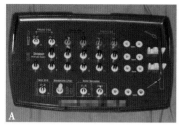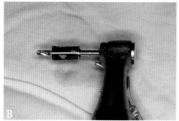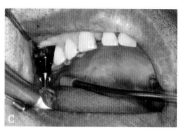

图9-1　种植系统的止动环

A.种植系统配备了不同直径以及不同深度的止动环　B.止动环安放在扩孔钻上　C.简单精确地进行窝洞深度的制备

（七）短种植体临床操作步骤

1. **麻醉**　种植手术一般采用浸润麻醉,注射部位位于缺牙区牙槽嵴顶及颊腭侧黏膜(图9-2)。如果切口向两侧邻牙扩展时,需要增大注射范围。如果患者没有高血压病史,可使用含有肾上腺素麻药(盐酸阿替卡因),减少创口出血。如果患者有高血压病史,可使用不含肾上腺素麻药(盐酸利多卡因)。在下颌种植手术中,最好不要使用下牙槽神经阻滞麻醉,因为下牙槽神经的感觉有助于种植手术中对预备深度的判断。

2. **切口设计**　种植手术采用的切口一般采用牙槽嵴顶正中切口加两侧邻牙沟内切口(图9-3)。采用正中切口的优点是不破坏两侧黏骨膜瓣的血供。如果缺牙间隙充足(大于6mm)也可采用牙槽嵴顶正中切口加两条纵形切口,避免沟内切口对邻牙牙周组织的损伤。

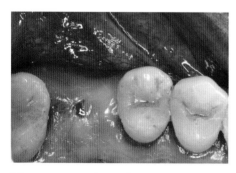

图9-2　于16嵴顶正中及颊腭侧黏膜注入含肾上腺素的浸润麻醉药(盐酸阿替卡因),可见黏膜发白

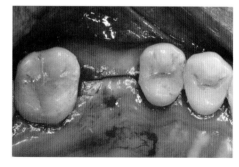

图9-3　于16牙槽嵴顶行正中切口,两侧邻牙行沟内切口

3. **制备种植窝**　制备种植窝洞的过程同常规种植一样。第一步先采用球钻定位,确定窝洞的颊舌向和近远中向位置。对于单个牙缺失(不包括非游离端缺失)时,定位点位于牙槽嵴的中心。对于多颗牙缺失时(包括非游离端缺失)时,定位点应距离邻牙牙根4mm(若拟种植4mm直径种植体)。种植体与种植体之间的定位点为7mm(若拟种植4mm直径种植体),这样确保种植体与天然牙之间有2mm骨量,种植体之间有3mm骨量。第二步采用先锋钻预备确定窝洞大致的方向,可参考邻牙牙体长轴的平行度。先锋钻的直径一般在2mm左右,且有深度指示标志。制备完后,可插入平行杆和深度指示器,以便确认方向和深度。第三步逐级预备种植窝到最终

窝洞,可根据骨密度的分类,使用级差备洞和攻丝。也可以根据种植系统推荐的备洞程序。最终的窝洞制备后,应注意检查唇腭向骨板的厚度,确保有 1mm 厚度(图 9-4)。如果窝洞的骨板小于 1mm 或者出现骨缺损,则需要进行 GBR 补救。

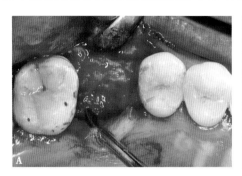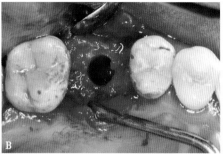

图 9-4　种植窝预备

A. 16 翻瓣后,牙槽嵴宽度充足　B. 采用止动环预备 16 种植窝后,未损伤上颌窦黏膜,颊舌侧剩余骨板宽度充足

4. 种植体植入　种植体植入时的初期稳定性是影响种植体成功率的一个因素,同时关系到手术的方式。当种植体的初期稳定性良好时,可以同期安放愈合基台(图 9-5)。而当种植体初期稳定性较差时,建议安放愈合螺丝埋入式愈合(图 9-6)。

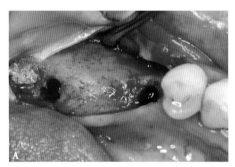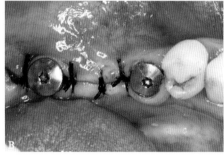

图 9-5　种植体植入(穿龈愈合)

A. 35、37 种植窝预备后,颌骨骨质致密　B. 35、37 植入种植体(37 为 ITI 4.1mm×8mm 短种植体,35 为 4.1mm×10mm 种植体,扭力大于 25N·cm),安放愈合基台

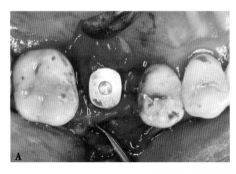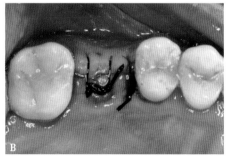

图 9-6　种植体植入(闭合式愈合)

A. 16 植入种植体,初期扭矩小于 20N·cm,安放封闭螺丝　B. 间断缝合,埋入式愈合

5. 复诊和回访　通常术后 7～10 天拆除缝线，检查牙龈伤口愈合情况。若伤口愈合良好，可 3 个月左右进行二期手术（若植入骨替代材料进行 GBR，可推迟到 6 个月）。二期手术后 7～10 天可进行拆线，检查牙龈伤口愈合情况。二期手术后 1 个月可进行取模制作修复体。戴入最终的修复体时、戴入最终修复体后 3 个月、6 个月、一年、每隔一年分别进行随访，随访的内容包括种植体牙周状况、修复体及基台使用情况、种植体的边缘骨吸收等。

二、病例展示

（一）例 1

1. 病例简介　患者，男，45 岁，左侧上颌后牙因龋坏缺失已一年余。患者无吸烟及长期酗酒史，否认与种植手术相关的系统疾病史，否认药物过敏史。患者要求进行固定修复。

2. 检查　15 及 17 无明显倾斜移位，16 咬合空间充足，CT 示 16 骨高度 4.5mm。

3. 诊断　牙列缺损。

4. 治疗计划　拟采用种植牙修复。种植修复的过程见图 9-7。

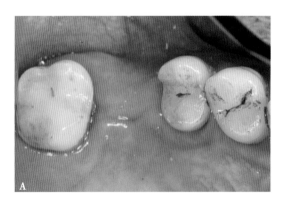

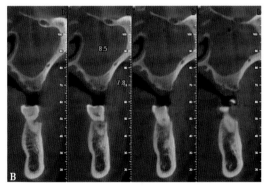
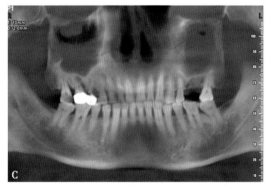

图 9-7　上后牙短种植体的应用

A. 左侧上颌后牙因龋坏缺失已一年余，术前口内照片显示 16 宽度充足　B. 16 牙槽嵴顶的宽度为 7.8mm，嵴顶至上颌窦底壁的高度为 8.5mm，Ⅲ类骨　C. CBCT 示左侧上颌窦黏膜增厚几乎充满了窦腔，无法进行窦提升手术

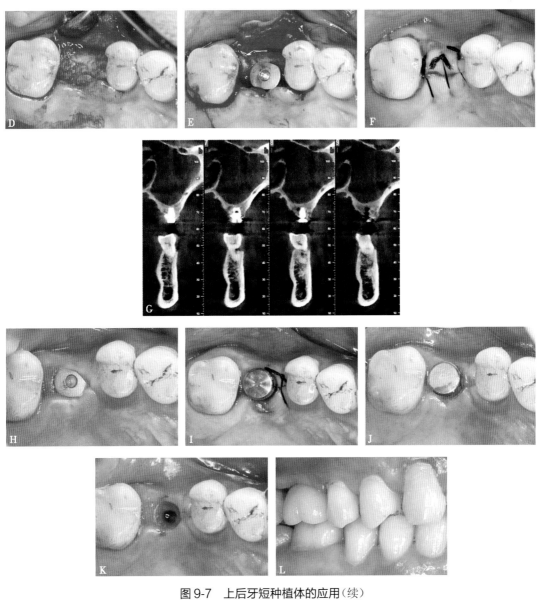

图 9-7 上后牙短种植体的应用(续)

D. 16 行牙槽嵴顶切口,翻瓣后示牙槽嵴宽度充足 E. 制备种植窝洞,安放窦提升基台敲击就位 4.5mm×6mm 种植体一枚 F. 间断缝合关闭创口 G. 术后 CBCT 示种植体位置良好,与上颌窦底仍有 1～2mm 骨组织 H. 16 植入后 3 个月,窦提升基台部分暴露 I. 去除封闭螺丝,安放愈合基台塑形牙龈 J. 一周后拆线,牙龈愈合良好 K. 戴牙之前牙龈袖口成形良好 L. 戴入基台一体化烤塑冠,修复体颊侧咬合照

（二）例 2

1. 病例简介 患者,女,25 岁,正畸治疗已经结束 6 个月余。患者无吸烟及长期酗酒史,否认与种植手术相关的系统疾病史,否认药物过敏史。患者要求进行固定修复。

2. 检查 35、45 缺失,34 及 36 牙位无明显倾斜移位,35 咬合空间充足,CT 示 35 可用骨高度 6mm。

3. 诊断　牙列缺损。

4. 治疗计划　拟采用短种植体修复。35 种植修复的过程见图 9-8。

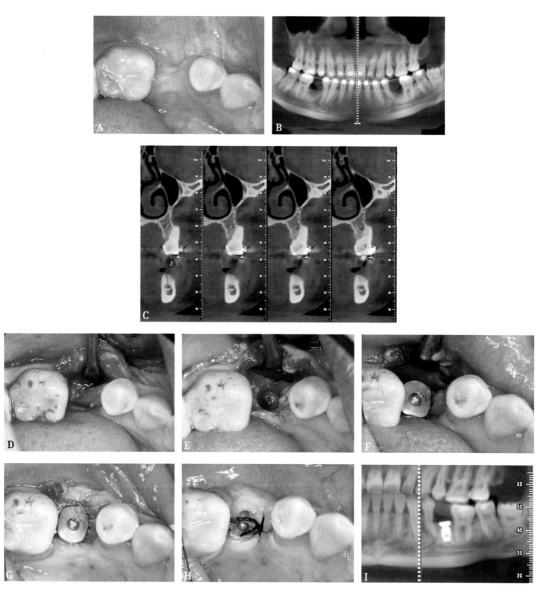

图 9-8　下后牙短种植体的应用

A. 患者正畸治疗已经结束 6 个月余,35 缺失,拟种牙修复,口内像示 35 牙槽嵴存在凹陷缺损　B. 术前 CBCT 示 35 骨高度不足　C. CBCT 矢状面图像示 35 骨高度约 7.3mm,牙槽嵴颊侧存在少量缺损　D. 切开、翻瓣,颊侧牙槽嵴存在部分缺损　E. 窝洞制备后,颊侧骨壁薄,嵴顶部分开裂,同时收集备洞过程中的自体骨　F. 植入 4.5mm×6mm 种植体,安放窦提升基台　G. 35 种植体颊侧骨缺损区行 GBR(自体骨 + Bio-Oss + 可吸收胶原膜)　H. 间断缝合,关闭伤口,窦提升基台部分暴露　I. 术后 CBCT 显示位置良好,未损伤下牙槽神经

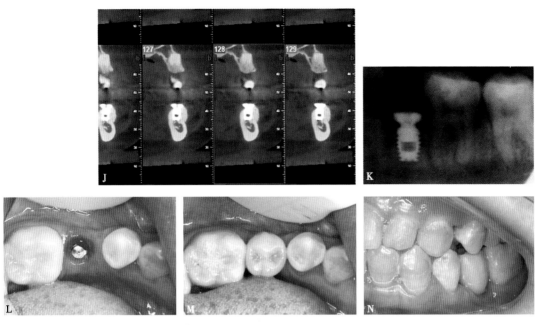

图9-8　下后牙短种植体的应用（续）

J. 35 种植体颊侧存在充足的骨移植物　K. 35 种植术后 5 个月，骨结合良好，拟安放愈合基台塑形牙龈
L. 35 种植术后 6 个月，去除愈合基台，牙龈袖口成形良好　M. 35 戴入最终修复体　N. 颊侧咬合照

第二节　倾斜种植体

当上下颌骨出现严重萎缩，而无法在正常轴向上植入常规种植体或短种植体，同时患者因各种原因拒绝骨增量技术，那么倾斜种植可能是一种比较好的选择。

一、倾斜种植体技术

（一）倾斜种植体的定义

倾斜种植体（titled implants）是指与正常轴向种植体（axial implants）成一定的角度（一般大于 10°），包括近远中向成角（不超过 45°，联冠修复）或颊舌向成角（不超过 30°，联冠修复）。目前研究的倾斜种植体主要指的是近远中向成角，颊舌向倾斜种植体的研究还较少。图 9-9 给出了近远中向倾斜种植体在上下颌骨的位置分布。图 9-10 给出颊舌向倾斜种植体在上下颌骨的模式图。

（二）牙列缺失的 All-on-four 倾斜种植技术

当患者牙列缺失同时伴有后牙区骨量不足时，通过在颌骨前部区域植入 4 颗种植体，中间 2 颗种植体为平行植入，末端 2 颗种植体为倾斜种植体（远中倾斜 30°），从而能够获得全口（或半口）固定修复，即 All-on-four 倾斜种植技术。此技术的最大优点为通过末端的 2 颗倾斜种植体避免了损伤上颌窦和下牙槽神经的风险，同时达到最大化的前后向延伸，减小悬臂梁，减低治疗费

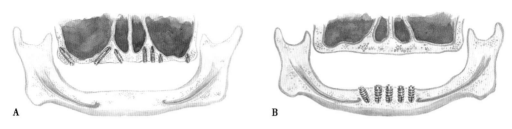

图9-9 近远中向倾斜种植示意图

A.上颌骨的倾斜种植体和非倾斜种植体:3个倾斜种植体为支撑基底提供了理想的分布,与4个非倾斜种植体形成对照,倾斜种植体的长度更长,因此增加了应力的承载,倾斜的角度大约为25°～30° B.下颌骨的倾斜种植体和非倾斜种植体:倾斜种植体提供了更远端的修复支持,倾斜角度大约为25°～30°

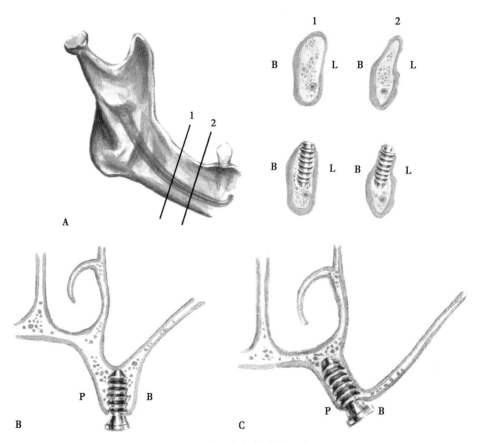

图9-10 颊舌向倾斜种植示意图

A.下颌骨舌侧向倾斜种植:截面1为种植体的正常方向;截面2为颊侧骨壁吸收时,仅利用剩余骨量,进行舌侧向倾斜种植 B、C.上颌骨的颊侧向倾斜种植:B为种植体的正常方向;C为剩余骨量严重不足,仅利用腭侧骨板,进行颊侧向倾斜种植

用的优点。当上下颌骨前部区域也萎缩时，垂直向骨高度仅有 5～7mm 时，也可以采用改良式 All-on-four 种植技术，上颌为 M-4，下颌为 V-4；M-4 即上颌前部 2 颗种植体近中倾斜 30°，后部 2 颗种植体远中倾斜 30°，4 颗种植体呈 M 形；V-4 即下颌 4 颗种植体全部远中倾斜 30°，4 颗种植体呈 V 形（图 9-11）。如果前后部都无法植入种植体，只能考虑颧种植体。

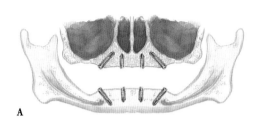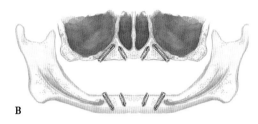

A　　　　　　　　　　　　　　　　　B

图 9-11　All-on-four 倾斜种植技术

A．上下颌标准 All-on-four，前部 2 颗种植体平行植入，后部 2 颗种植体倾斜 30°　B．上下颌改良 All-on-four，上颌为 M-four，下颌为 V-four，所有种植体倾斜 30°

（三）倾斜种植体的优点

倾斜种植体的优点包括避免了一些复杂的骨增量技术（上颌窦提升术和下牙槽神经移位术）、增加种植体植入的长度和初期稳定性、减少远端悬臂梁的长度、缩短治疗时间、减少治疗费用等。

（四）倾斜种植体的生存率和边缘骨吸收

目前没有证据显示倾斜种植体和非倾斜种植体在成功率上有明显的不同。在一年的功能负载后，倾斜种植体同非倾斜种植体相比，没有引起明显的边缘骨水平改变。倾斜种植体支持的局部固定义齿和全口固定义齿是一种可预见的技术，在短期和中期有极好的预知。目前，尚缺乏关于倾斜种植体长期疗效性和边缘骨改建的研究。

（五）倾斜种植体的适应证和注意事项（表 9-3）

表 9-3　倾斜种植体的适应证和注意事项

倾斜种植体的适应证	倾斜种植体的注意事项
1．牙列缺失伴后牙区骨量不足（All-on-six，标准 All-on-four）	1．近远中向倾斜角度一般不要超过 45°
2．牙列缺失伴前后牙区骨量不足（改良 All-on-four）	2．颊舌向倾斜角度一般不要超过 30°
3．后牙区牙列缺损伴骨量不足（种植固定联冠、种植固定桥）	

（六）倾斜种植技术使用的相关设备、材料、器械

倾斜种植体使用的相关设备、材料、器械与常规种植手术基本一致。种植导板可以帮助倾斜种植体定位，减少术中时间，防止损伤重要的解剖结构。在牙列缺失的倾斜种植中，一个 U 形的角度钻指示器（angled drill guide）可以帮助定位种植体的方向。在牙列缺损的倾斜种植中（近远中向），一个树脂放射导板（S-technique）可以帮助定位种植体的方向。

（七）倾斜种植体临床操作步骤

1. 麻醉　同短种植体。

2. 切口设计　同短种植体。

3. 制备种植窝　牙列缺失的 All-on-four 倾斜种植技术的具体操作步骤示意图见图 9-12。

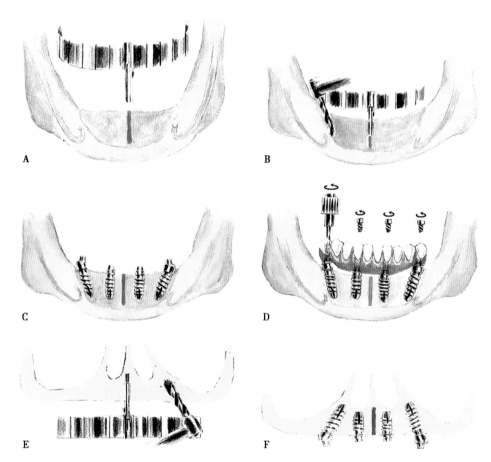

图 9-12　All-on-four 倾斜种植技术操作步骤示意图

A. 在下颌骨正中部，使用 2.0mm 先锋钻钻孔，固定角度钻指示器　B. 通过角度钻指示器，先植入末端的倾斜种植体（30°），再植入前部的轴向种植体（0°）　C. 下颌植入 4 颗种植体，安放多单位基台（multi-unit abutments），调整就位道　D. 初期稳定性好的情况下，可直接安放暂时性修复体（螺丝固位型），即刻负重　E. 通过角度钻指示器，先植入末端的倾斜种植体（30°），后植入前部的轴向种植体（0°）　F. 上颌植入 4 颗种植体，安放多单位基台（multi-unit abutments），调整就位道

　　在 All-on-four 倾斜种植技术中，植入种植体后，应安放复合基台（multi-unit abutments），调整修复体的就位道。根据种植体的初期稳定性情况可选择延期负重或即刻负重。

　　4. 复诊和回访　一般术后 7～10 天拆除缝线，检查牙龈伤口愈合情况。若初期稳定性好（>35N•cm，All-on-four 或 All-on-six），可即刻负重或者早期负重。若初期稳定性差，可 3 个月左右进行二期手术(若植入骨替代材料进行 GBR,可推迟到 6 个月)。二期手术后 7～10 天可进行拆线,检查牙龈伤口愈合情况。二期手术后 1 个月可进行取模制作修复体。戴入最终的修复体时、戴入后 3 个月、6 个月、一年、每隔一年分别进行随访,随访的内容包括种植体牙周状况、修复体及基台使用情况、种植体的边缘骨吸收等。

二、病例展示

(一) 例 1

1. 病例简介　患者,女,60 岁,主诉咀嚼无力,无法正常饮食,要求修复。

2. 检查　上颌固定长桥破损、折断、松动,上颌双侧后牙区牙齿缺失,16、17、26、27 牙槽嵴高度约 2～3mm,左侧上颌窦黏膜增厚充满窦腔 1/3,双侧上颌结节有充足的骨组织。下颌部分牙齿缺失、多颗牙松动Ⅲ度。

3. 诊断　牙列缺损、牙周炎。

4. 治疗计划　因患者拒绝复杂的骨增量手术,拟采用近远中向倾斜种植体,种植修复的过程见图 9-13。

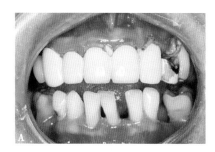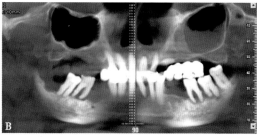

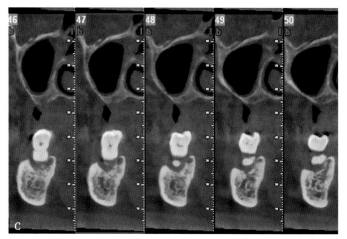

图 9-13　近远中向倾斜种植病例

A. 上颌固定修复体破损,基牙松动,拟拔牙种植修复　B. 双侧后牙区骨量严重不足,左侧上颌窦黏膜增厚占据窦腔 1/2,双侧上颌结节有一定的骨量　C. 17 位点牙槽嵴高度仅 2～3mm

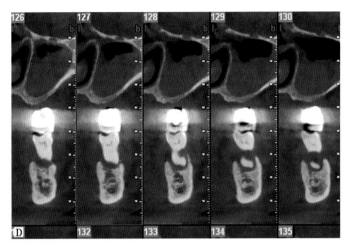

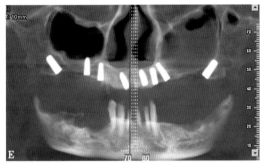

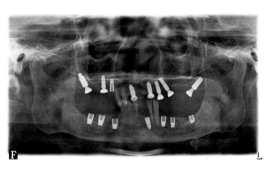

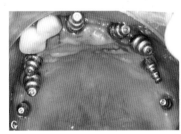

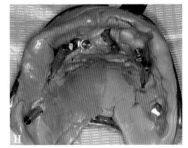

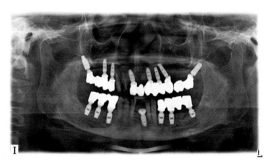

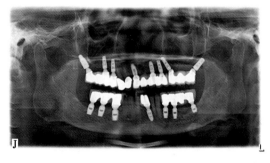

图9-13 近远中向倾斜种植病例(续)

D. 27位点牙槽嵴高度仅2～3mm E. 上颌种植术后,17、15、14、21、23、24、25、27为种植体,其中17、25、27为倾斜种植体 F. 上颌种植术后3个月二期手术,17、15、21、23、24、25、27安放愈合基台 G. 上颌取模前 H. 上颌取模后印模 I. 上颌种植体试支架 J. 修复术后的曲面体层片,17、15、14种植固定桥连冠,25、27种植固定桥联冠

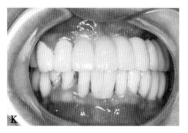 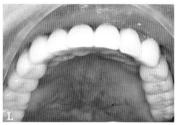

图 9-13 近远中向倾斜种植病例（续）
K. 修复后口内咬合像　L. 修复后上颌𬌗面像

（二）例2

1. 病例简介　患者，男，50 岁，主诉左侧牙齿缺失无法咀嚼，要求修复。

2. 检查　24、25 缺失，26 残根。X 线示 26 处骨高度不足。

3. 诊断　牙列缺损、残根。

4. 治疗计划　患者拒绝复杂的骨增量手术，拟采用颊舌向倾斜种植体，种植修复的过程见图 9-14。

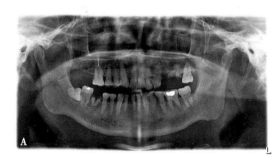 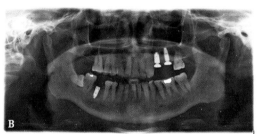

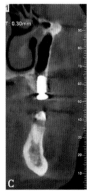 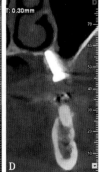 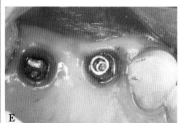 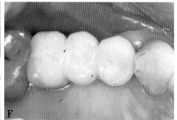

图 9-14 近远中向倾斜种植病例
A. 术前曲面体层片，24、25 缺失，26 残根，26 骨量不足　B. 术后曲面体层片，24、26 植入种植体，26 为拔牙即刻种植　C. 24 种植体为平行方向　D. 26 种植体为颊向倾斜种植体（沿 26 腭根方向）　E. 24、26 安放修复基台，26 为角度基台　F. 24、26 种植体固定桥修复后

第三节　小直径种植体和微型种植体

在一些牙槽嵴宽度不足且伴随着缺牙间隙不足的部位,使用小直径种植体,可能是一种较为简单的替代方案。

一、小直径种植体和微型种植体技术

(一)定义

目前,绝大多数种植系统均配备了不同直径的种植体。一般分为小直径种植体(≤3.5mm)、标准种植体(3.75~4.1mm)和大直径种植体(≥4.5mm)三种类型。文献报道可用小直径种植体的直径范围为3.0~3.3mm,微型种植体的直径范围为1.8~2.5mm,种植体的长度范围为8~18mm(基本为长种植体)。

(二)优点

避免一些不必要的外科手术,可以缩短手术时间、减少术后反应、降低治疗费用等优点。

(三)生存率

目前大部分文献报道小直径种植体和微型种植体显示具有较高的生存率(>90%),但需要考虑到骨的质量,维持良好的口腔卫生。

(四)适应证、禁忌证和治疗分类(表9-4)

表9-4　小直径种植体、微型种植体适应证和禁忌证

适应证	禁忌证
1. 下颌切牙区(牙槽嵴宽度不足)	1. 磨牙区
2. 上颌侧切牙(缺牙间隙小)	
3. 上颌前磨牙区(缺牙间隙小)	

与标准直径的种植体相比,小直径种植体和微型种植体的骨结合面积与抗折强度均有所减少。因此,使用小直径种植体或者微型种植体必须考虑生物力学因素,对咬合力的情况加以很好的控制。一般不建议在尖牙区使用小直径种植体和微型种植体。小直径种植体和微型种植体治疗分类见表9-5。

表9-5　小直径种植体和微型种植体治疗分类

缺牙间隙近远中距离[*]	治疗的选择
D<4mm(或牙根间距<5mm)	正畸治疗或贴面修复
4mm≤D<6mm(或5mm≤牙根间距<7mm)	小直径种植体或微型种植体
D≥6mm(或牙根间距≥7mm)	常规种植体

注:[*]这个分类适合剩余牙槽嵴宽度至少为4mm

（五）小直径和微型种植技术使用的相关设备、材料、器械

小直径种植体和微型种植体使用的相关设备、材料、器械与常规种植手术基本一致。种植导板的使用，可以防止种植窝洞预备中方向偏差而损伤邻牙牙根。

（六）临床操作步骤

1. 麻醉　同短种植一样。

2. 切口　由于缺牙间隙小，一般采用牙槽嵴顶正中切口加两侧邻牙沟内切口。如果需要进行同期GBR，需要增加垂直松解切口。

3. 制备种植窝　同短种植体一样。由于缺牙间隙小，预备种植窝时极易损伤邻牙，因此需要在先锋钻后，插入平行杆，确定植入的方向，必要时拍摄X线片。此外，种植导板也可以帮助精确预备种植窝，减少操作时间。备洞时需要利用水进行冷却，因为大部分前牙区骨质相对比较致密。当牙槽嵴宽度充足或拔牙即刻种植时，也可以采用不翻瓣预备，以减少术后反应。

4. 种植体植入　大部分小直径种植体和微型种植体具有自攻性，植入时初期稳定性较好。当初期稳定性较差或同期合并GBR时，可以安放封闭螺丝埋入式愈合。当初期稳定性大于30N·cm时，可直接安放愈合基台甚至可以即刻修复，但要避免负重。

5. 复诊和回访　同短种植体。

二、病例展示

（一）例1

1. 病例简介　患者，男，40岁，左上后牙区因龋坏缺失，已3个月余。患者无吸烟及长期酗酒史，否认与种植手术相关的系统疾病史，否认药物过敏史，患者要求进行固定修复。

2. 检查　24缺牙间隙小，邻牙位置正常，咬合空间充足，CT示可用骨高度12mm，颊、舌向骨宽度约5mm。

3. 治疗计划　小直径种植修复过程见图9-15。

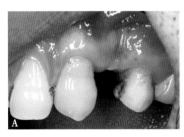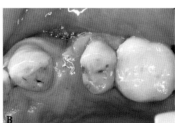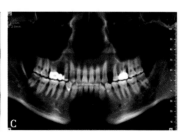

图9-15　缺牙间隙不足的小直径种植体植入

A. 左上后牙区因龋坏缺失，已3个月余，口内像示24近远中向修复空间不足　B. 24颊侧有轻度凹陷，宽度尚可，邻牙位置正常，近远中向修复空间不足　C. 23、25牙根间距不足，牙根无明显弯曲

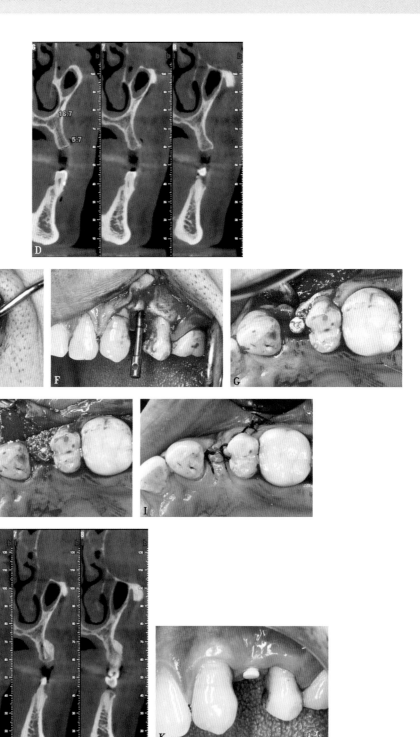

图9-15 缺牙间隙不足的小直径种植体植入（续）

D. 24可有骨高度和宽度充足 E. 24切开翻瓣，近远中向距离不足 F. 先锋钻预备后，插入平行杆，确认与邻牙方向 G. 24种植体植入2.8mm×12mm植体一枚，初期稳定性约30N•cm，唇侧骨饱满度不够 H. 唇侧植入骨粉行GBR I. 严密缝合伤口，埋入式愈合 J. 术后CT示位置良好，唇侧见骨移植物 K. 种植术后6个月，24愈合基台周围牙龈无明显炎症

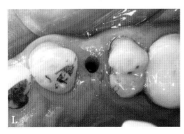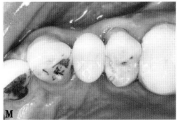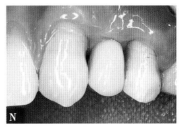

图 9-15 缺牙间隙不足的小直径种植体植入（续）

L. 牙龈袖口成形良好　M. 最终修复体𬌗面观　N. 最终修复体颊侧观

（二）例 2

1. **病例简介**　患者，女，30 岁。下前牙桩冠修复后反复脱落。患者无吸烟及长期酗酒史，否认与种植手术相关的系统疾病史，否认药物过敏史，患者要求进行固定修复。

2. **检查**　41 残根，牙根短小，已行根管充填，根尖周未见暗影，周围骨板尚存，牙间隙小。

3. **治疗计划**　41 残根，牙根短小，剩余牙体组织少，采用种植修复。

4. **治疗过程**　见图 9-16。

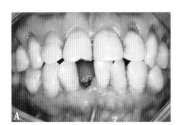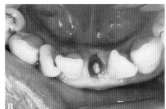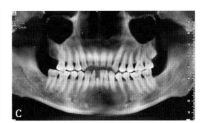

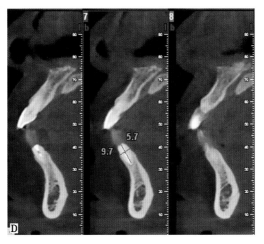

图 9-16 下前牙小直径种植体植入

A. 患者因前牙桩冠修复后反复脱落，要求种牙修复，术前口内照 41 残根近远中向修复空间不足　B. 41 唇侧饱满，宽度充足，邻牙位置正常　C. 41 残根，31、42 牙根间距不足，41、31 牙根很靠近　D. 41 牙根的长度和宽度测量

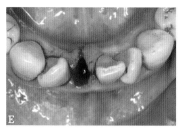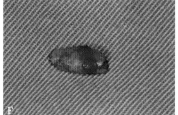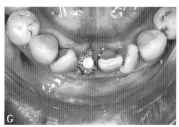

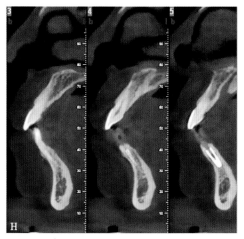

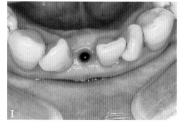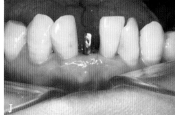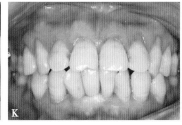

图 9-16 下前牙小直径种植体植入（续）

E. 41 残根微创拔出，不翻瓣制备种植窝 F. 拔出的残根短小，有利于即刻种植 G. 即刻植入 2.8mm×10mm 种植体，扭矩约 30N·cm，直接安放愈合基台，种植体与拔牙窝的间隙填入骨粉 H. 术后 CT 示位置良好，嵴顶见骨移植物 I. 41 牙龈袖口成形良好 J. 试戴修复基台 K. 戴入最终修复体

第四节 悬臂梁技术

（一）悬臂梁技术的分类

悬臂梁技术根据设计分为牙列缺损的种植悬臂梁技术和牙列缺失的种植悬臂梁技术（图 9-17）。

（二）悬臂梁技术的优点

放弃复杂的骨增量手术，减少患者痛苦和治疗时间，降低患者治疗费用。

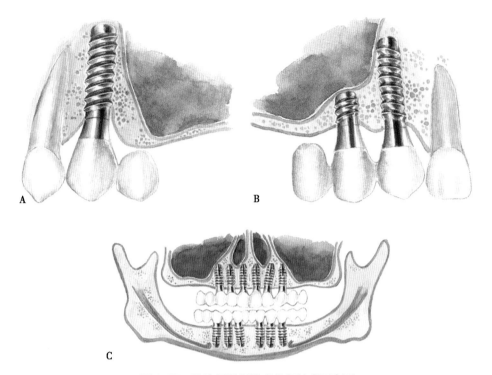

图9-17　种植悬臂梁技术修复技术示意图

A. 1颗种植体修复2颗缺失牙,其中1颗修复体为悬臂梁　B. 2颗种植体修复3颗缺失牙,其中1颗修复体为悬臂梁　C. 牙列缺失的种植悬臂梁技术,修复体的2个远端为悬臂梁

(三)悬臂梁技术的生存率和并发症

在牙列缺失的种植悬臂梁技术研究中,目前报道的种植生存率为80%~100%。在平均(7.3±2.6)年的随访中,修复体的生存率为95%。观察的并发症主要是修复并发症和边缘骨吸收,但没有明确地说明不同并发症的原因。报道的并发症主要为螺丝松动/折断、义齿基托和焊接部位折断。

在牙列缺损的种植悬臂梁技术研究中,一部分报道了十年后种植体和修复体的生存率为100%,另一部分研究显示种植生存率为96.9%。在最新的一项回顾性队列研究中,牙列缺损的种植悬臂梁技术5年的修复成功率为99%,种植体边缘骨水平记录的平均值是在种植体成功标准的可接受范围内,但是,该研究指出悬臂梁技术有一个相对较高的机械并发症(27.6%),主要有修复体的折断、修复体的松动、基台螺丝的松动和崩瓷等。

(四)悬臂梁技术的注意事项

一般情况建议在牙槽嵴条件好的情况下,尽量不要选择悬臂梁技术。只有当牙槽嵴条件特别差的条件下(高度或者宽度严重不足),向患者说明悬臂梁技术的优缺点,取得患者的同意,才能使用悬臂梁技术。在牙列缺损的种植悬臂梁修复中,悬臂梁的长度最好控制在一个牙单位并适当减径;在牙列缺失的种植悬臂梁修复中,一般建议悬臂梁的长度最好不要超过15mm。

(金柱坤)

参考文献

1. Deporter D. Short Dental Implants：What Works and What Doesn't? A Literature Interpretation. Int J Periodontics Restorative Dent，2013，33（4）：457-464

2. Monje A，Fu JH，Chan HL，et al. Do Implant Length and Width Matter for Short Dental Implants（6-9 mm）? A Meta-Analysis of Prospective Studies. J Periodontol，2013，84（12）：1783-1791

3. Balevi B. In selected sites，short，rough-surfaced dental implants are as successful as long dental implants. J Am Dent Assoc，2013，144（2）：195-196

4. Monje A，Chan HL，Fu J，et al. Are Short Dental Implants（< 10mm）effective? a meta-analysis on prospective clinical trials. J Periodontol，2013，84（7）：895-904

5. Atieh MA，Zadeh H，Stanford CM，et al. Survival of short dental implants for treatment of posterior partial edentulism：a systematic review. Int J Oral Maxillofac Implants，2012，27（6）：1323-1331

6. Annibali S，Cristalli MP，Dell'Aquila D，et al. Short dental implants：a systematic review. J Dent Res，2012，91（1）：25-32

7. Neldam CA，Pinholt EM. State of the art of short dental implants：a systematic review of the literature. Clin Implant Dent Relat Res，2012，14（4）：622-632

8. Anitua E，Pinas L，Orive G. Retrospective Study of Short and Extra-Short Implants Placed in Posterior Regions：Influence of Crown-to-Implant Ratio on Marginal Bone Loss. Clin Implant Dent Relat Res，2015，17（1）：102-110

9. Nisand D，Renouard F. Short implant in limited bone volume. Periodontol 2000，2014，66（1）：72-96

10. Ata-Ali J，Peñarrocha-Oltra D，Candel-Marti E，et al. Oral rehabilitation with tilted dental implants：a meta-analysis. Med Oral Patol Oral Cir Bucal，2012，17（4）：e582-e587

11. Del Fabbro M，Ceresoli V. The fate of marginal bone around axial vs. tilted implants：a systematic review. Eur J Oral Implantol，2014，7（Suppl 2）：S171-S189

12. Chrcanovic BR，Albrektsson T，Wennerberg A. Tilted versus axially placed dental implants：a meta-analysis. J Dent，2015，43（2）：149-170

13. Krekmanov L，Kahn M，Rangert B，et al. Tilting of posterior mandibular and maxillary implants for improved prosthesis support. Int J Oral Maxillofac Implants，2000，15（3）：405-414

14. Peñarrocha Diago M，Maestre Ferrín L，Peñarrocha Oltra D，et al. Tilted implants for the restoration of posterior mandibles with horizontal atrophy：an alternative treatment. J Oral Maxillofac Surg，2013，71（5）：856-864

15. Sohrabi K，Mushantat A，Esfandiari S，et al. How successful are small-diameter implants? A literature review. Clin Oral Implants Res，2012，23（5）：515-525

16. Gleiznys A，Skirbutis G，Harb A，et al. New approach towards mini dental implants and small-diameter implants：an option for long-term prostheses. Stomatologija，2012，14（2）：39-45

17. Klein MO，Schiegnitz E，Al-Nawas B. Systematic review on success of narrow-diameter dental implants. Int J Oral Maxillofac Implants，2014，29（Suppl）：43-54

18. Romanos GE，Gupta B，Eckert SE，et al. Distal cantilevers and implant dentistry. Int J Oral Maxillofac Implants，2012，27（5）：1131-1136

19. Zurdo J，Romão C，Wennström JL. Survival and complication rates of implant-supported fixed partial

dentures with cantilevers: a systematic review. Clin Oral Implants Res, 2009, 20 (Suppl 4): 59-66

20. Maló P, de Araujo Nobre M, Lopes A. The prognosis of partial implant-supported fixed dental prostheses with cantilevers. A 5-year retrospective cohort study. Eur J Oral Implantol, 2013, 6 (1): 51-59

第十章
骨增量的常见并发症及处理

从种植到修复过程中的每一个环节都可能导致并发症的产生，而骨量不足会增大并发症发生的可能性。因此，种植修复医师应该明确相关并发症，并在术前设计、术中操作及术后维护过程中预防并发症的发生，积极处理已经出现的并发症。本章将对骨量不足种植修复过程中可能出现的并发症及处理方式做介绍，并将骨量不足种植修复并发症分为术中并发症、术后初期并发症、种植后期并发症。

第一节　术中并发症

骨量不足情况下，需要借助不同方式增加骨量，以满足后期足够的骨结合和修复美观性等要求，但同时也存在出现并发症的风险。骨量不足种植术中有代表性的并发症主要包括术中出血、上颌窦黏膜损伤、神经损伤、牙槽嵴穿孔、敲击后不适和种植体位置不良。

（一）术中出血

1. 原因　术中出血可以来源于软组织血管损伤，也可以来源于骨组织血管损伤。患者口服抗凝剂（阿司匹林、华法林、氯吡格雷等）治疗心血管疾病会使凝血功能发生异常，增大术中及术后出血的风险。上牙槽后动脉走行于上颌窦的外侧壁，其位置和直径常有变异，当靠近或者经过上颌窦外提升的开窗区时，会增加损伤血管的风险（图 10-1）。在下颌口底区域，动静脉血管较为丰富，如果舌侧翻瓣过深或者预备种植窝时穿出舌侧骨板，会增加损伤口底血管的风险。

2. 表现　来自软组织瓣的出血一般量不会太多，但会影响手术区视野，可通过吸引器及时清除。在上颌窦外提升术时，如果损伤到上牙槽后动脉，会导致大量出血，可通过压迫-解压检查发现出血点。在下颌区域，损伤口底区域血管会造成严重出血、口底抬高，严重者会造成患者窒息。

3. 预防　患者口服抗凝剂（阿司匹林、华法林、氯吡格雷等）治疗心血管疾病必须检查凝血时间和国际标准化比率（INR）。当凝血酶原时间大于正常值 2 倍或 INR 大于 2.2 时，应禁止种植手术。在上颌窦外提升术前，结合 CBCT 检查确定血管位置，选择保护血管和软组织的开窗方法和位置，应用超声骨刀可降低此类并发症的风险。在下颌区域，尽量避免舌侧翻瓣过深，结合 CBCT 检查牙槽骨的形态，避免预备种植窝造成舌侧骨板穿孔，从而损伤口底血管。

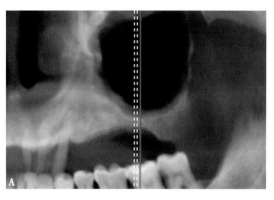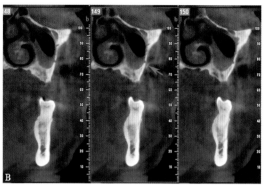

图 10-1　上牙槽后动脉

A. 26 拟牙种植术,可用骨高度严重不足,需行上颌窦外提升术增加可用骨高度　B. 上牙槽后动脉位置较低,可能经过拟开窗的区域,增大了上颌窦外提升术出血风险

4．处理　对于软组织来源的出血,可以通过黏骨膜瓣缝合加压、电凝、血管结扎等方法止血。对于骨组织来源的出现,应采用压迫、骨蜡封堵、电凝、局部应用血管收缩剂、激光等止血。

（二）上颌窦黏膜损伤

1．原因　上颌窦黏膜损伤是上颌窦提升术最常见的术中并发症。上颌窦外提升术时,侧壁开窗、窦黏膜提升和植骨过程均可能出现上颌窦黏膜的穿孔,最常见于窦黏膜提升过程。上颌窦内提升术中,种植窝预备过深、窦底黏膜提升过度或过快、窦底部不平或窦间隔存在以及移植骨颗粒锐利均会增加上颌窦黏膜损伤的风险。

2．表现　上颌窦外提升术中,损伤上颌窦黏膜,一般可见穿孔。术后可伴发鼻出血、植入骨颗粒鼻漏,患侧面颊部疼痛明显,严重者术后会发展为上颌窦炎。上颌窦内提升术中的上颌窦黏膜损伤不易发现,检查方法有咽鼓管充气法或者内镜检查。咽鼓管充气法:患者捏鼻鼓气时,种植窝可见有气泡及血液冒出。在上颌窦内提升术时,使用内镜可及时清晰地观察上颌窦黏膜抬起的情况。术后 CBCT 可以明确看到种植体是否进入上颌窦腔内过深或穿出窦底黏膜（图 10-2）。

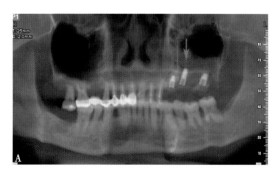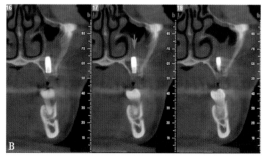

图 10-2　上颌窦内提升时种植体进入上颌窦

A、B. CBCT 示:25 种植体进入上颌窦,上颌窦下 1/3 黏膜增厚

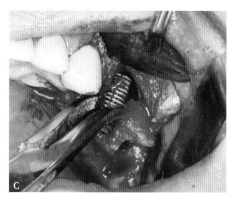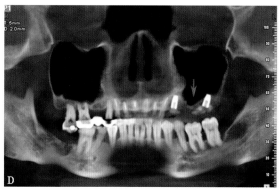

图 10-2　上颌窦内提升时种植体进入上颌窦（续）

C. 立即取出 25 种植体　D. 取出 25 种植体后的 CBCT 影像

3. 预防　上颌窦提升术前必须行完善的 CBCT 检查，充分了解上颌窦解剖结构和健康情况，手术前需要治疗上颌窦炎。上颌窦外提升术中应选择恰当的开窗位置，术区窦底存在大的分隔时可以选择在分隔两侧开 2 个窗，应用超声骨刀，窦黏膜剥离器械要紧贴窦底并由侧方向近中剥离，术中操作应轻柔。上颌窦内提升术中，使用止动骨环预备种植窝、控制窦提升的高度，可大大降低上颌窦黏膜损伤的风险。

4. 处理　对于直径小于 5mm 的上颌窦黏膜穿孔，应先提升穿孔周围的窦黏膜，使穿孔处提升至提升区黏膜顶部。对于很小的穿孔，上颌窦黏膜的折叠和局部形成的血凝块便可以修复，大一些的穿孔应以双层覆盖法修补。双层覆盖法即第一层以 PRF 膜或者 CGF 膜完全覆盖穿孔区，第二层覆盖可吸收生物膜。直径大于 5mm 且小于 10mm 的穿孔则需要可吸收的生物膜修补。以大的可吸收生物膜完全覆盖穿孔区，形成新的提升区窦底黏膜顶部，必要时需要以钛钉固定可吸收生物膜。如果穿孔修补有效，可以继续完成外提升术（图 10-3）。缝合上颌窦黏膜穿孔难度很大，所以临床中很少应用。如果穿孔的直径大于 10mm，则应终止手术，关闭创面，待上颌窦黏膜愈合以后再行骨移植和种植术。上颌窦内提升术中，损伤较小时，种植体的支撑和血凝块会维持自身形态时，损伤的上颌窦黏膜会自行愈合；损伤较大者，如果植入的种植体过长，会造成种植体穿破上颌窦黏膜，而进入上颌窦，因而，这种情况建议不植入植体（如已植入植体，应将其取出，见图 10-2），通过侧壁开窗修补。术后应用抗生素联合抗组胺药物治疗。

（三）神经损伤

神经损伤是较严重的并发症。在骨量不足区域，植入常规长度的种植体，增加神经损伤的可能性。神经损伤一般发生于麻醉、骨切开术、种植窝预备过程。骨量不足种植术中较常见的有下牙槽神经损伤、颏神经损伤和舌神经损伤。

1. 下牙槽神经损伤

（1）原因：种植体选择没有考虑传统 X 线片的放大比例；如果伴随牙槽骨骨质变化，例如骨质疏松，可能导致难以在 CBCT 上确定下颌神经管位置；牙槽骨吸收还可导致可用骨高度降至低于 10mm，若强行植入 10mm 种植体，则可能伤及下颌神经管。

（2）表现：一侧下牙槽神经损伤会造成患者同侧下唇、牙齿、牙龈的感觉异常、疼痛、麻木等

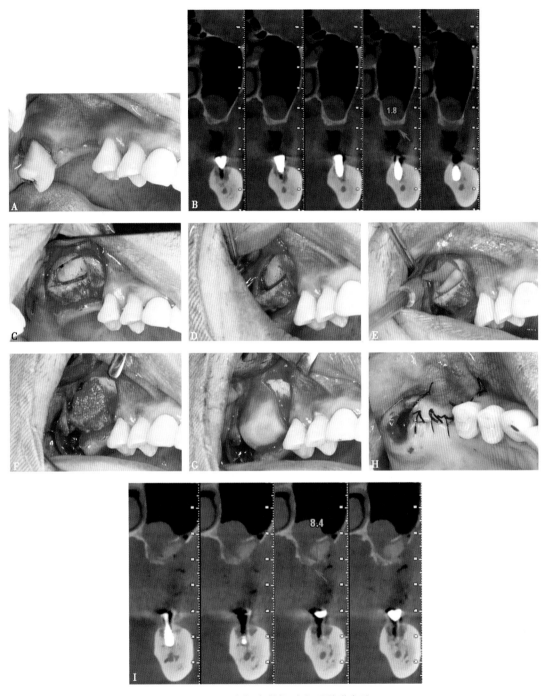

图 10-3　上颌窦外提升出现黏膜穿孔

A、B. 16、17 缺失区可用牙槽骨高度不足，需行上颌窦外提升术增加骨量　C. 开窗过程中上颌窦黏膜出现小面积穿孔　D. 将穿孔周围黏膜翻起　E. 胶原膜覆盖穿孔　F. 植入人工骨粉　G. 胶原膜覆盖开窗区　H. 严密缝合　I. 术后 CT 示上颌窦底骨量增加，窦底原先的假性囊肿也被抬起

症状。下颌神经管管壁骨质致密,预备阻力会明显增大,突破管壁会有明显的落空感。CBCT 可以清楚显示种植体末端累及下颌神经管,轻者下颌神经管壁向管内突入,重者种植体末端进入下颌神经管内(图 10-4)。

(3)预防:通过 CBCT 获得下颌神经管的三维空间位置,并准确测量可用骨高度,下颌神经管上方可用骨高度最好距离下颌神经管 2mm 的安全距离。没条件拍摄 CBCT 时,应考虑一定的线性误差(具体误差值因摄片仪器品牌而异)。在无法获得 10mm 可用骨高度情况下可以通过骨增量技术或者选择短种植体来避免损伤下颌神经管。此外,术中应尽量采用局部浸润麻醉,种植窝预备过程中,患者一旦出现明显疼痛症状,应马上终止手术,拍片查明是否损伤相应神经。

(4)处理:下颌神经管损伤往往发生在种植窝预备过程中。CBCT 可见种植体挤压下颌骨神经管上端或进入下颌神经管,或者穿过整个下颌神经管。当发现种植体挤压下颌骨神经管上端或进入下颌神经管时,应立即取出种植体、更换短一些的种植体,确保种植体尖端距离下颌神经管 2mm 以上(图 10-4)。当发现种植体(种植窝)穿过整个下颌神经管,应立即取出种植体,转入显微神经外科进行神经吻合术。种植术造成的神经损伤建议尽早处理,嘱患者服用非甾体抗炎药。若 3 个月内症状仍未缓解,应转入显微神经外科进行神经吻合术。

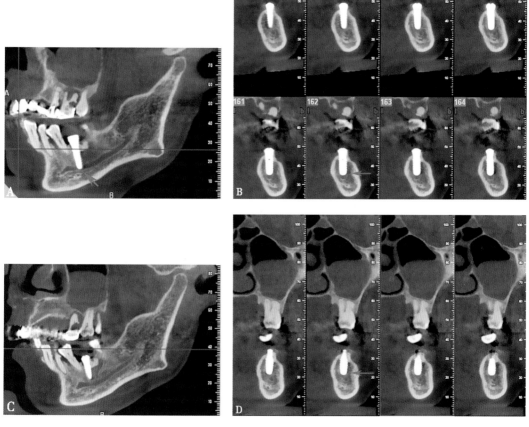

图 10-4 种植体进入下颌神经管

A、B. 36 种植体末端进入下颌神经管   C、D. 36 更换短植体,使种植体末端与下颌神经管之间大于 2mm

2. 颏神经损伤

（1）原因：颏孔一般位于前磨牙根尖对应区域，种植窝预备和颊侧黏膜翻瓣累及颏孔及颏神经前袢则可能出现颏神经损伤。

（2）表现：患侧下唇麻木、疼痛或感觉异常。CBCT可显示种植窝或种植体累及颏孔区或颏神经前袢区（图10-5）。种植切口设计不当，也可能造成切断颏神经。

（3）预防：术前应通过影像学资料充分了解颏孔的位置以及颏神经前袢形态和位置，钻孔时确保距颏孔上方2mm、前方6mm的安全距离。在该区域颊侧剥离黏骨膜时，尽量避免用力牵拉颊侧黏骨膜瓣，必须考虑解剖学位置，避免减张切口过深。当前磨牙区的牙根离颏神经或颏神经前袢较近，根尖侧无法获得3～5mm的基骨时，应避免在此区域进行拔牙即刻种植，嘱其延期种植或采取悬臂梁技术（图10-5）。

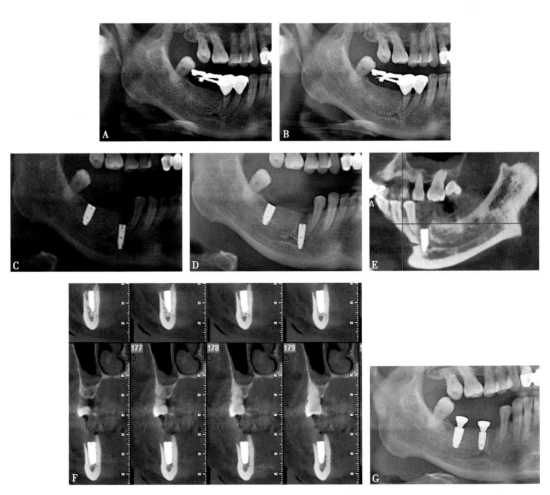

图10-5 种植体进入颏神经前袢区

A、B. 45拟行即刻种植术，其根尖距离颏孔和颏神经前袢较近（粉色标记为颏孔及前袢区），根尖侧没有3～5mm基骨，无法获得初期稳定性 C、D. 顺应45拔牙窝，强行进行即刻种植，损伤颏孔前袢，造成颏神经损伤 E、F. CT示种植体末端累及颏神经前袢 G. 立刻取出种植体，重新在46区域预备种植窝，采用47、46连冠悬臂梁技术修复45

（4）处理：颏神经损伤往往发生在种植窝预备过程中，CBCT可确定种植窝累及颏孔，此时应避免进一步的损伤，植入短些的植体，确保植体末端距离颏孔上方2mm以上，前方6mm以上。种植术导致的神经损伤建议尽早处理，嘱患者服用非甾体抗炎药。若3个月内症状仍未缓解，应转入显微神经外科进行神经吻合术。

3. 舌神经损伤　舌神经位于下颌第三磨牙舌侧下方，在下颌第三磨牙区预备种植窝或者取骨时若过于偏向舌侧，则可能损伤舌神经，出现舌前2/3及口底感觉丧失的症状。为避免损伤舌神经，在行第三磨牙区种植术或者取骨时应避免切口过于偏向舌侧。

（四）牙槽嵴穿孔

1. 原因　前牙区牙根根尖及唇侧骨板较薄，加上根尖周炎及慢性牙周炎可造成根尖区及唇侧骨吸收。窝洞制备时对骨倒凹估计不足、钻孔方向控制不当，可能导致钻头从牙槽嵴一侧或根方穿出。

2. 表现　牙槽嵴穿孔是多发于前牙区，表现为牙槽嵴的中间、一侧或根方穿孔（图10-6）。

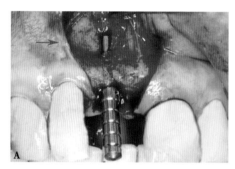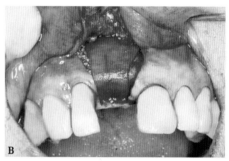

图10-6　牙槽嵴穿孔

A. 11唇侧牙槽骨存在倒凹，种植窝预备过程中出现倒凹区穿孔　B. 于术区种植后，局部植入工骨粉并覆盖胶原膜

3. 预防　术前通过CBCT检查明确骨倒凹位置和范围，翻瓣直视下操作，严格控制预备深度和方向。

4. 处理　对于方向正确，不影响种植体初期稳定性的穿孔，可在穿孔处植骨移植材料，必要时覆盖生物膜（见图10-6），缝合软组织；对于方向不正确造成的穿孔，可重新调整预备方向，穿孔处植骨移植材料；对于方向正确，穿孔过大时，严重影响种植体的初期稳定性者，则不可勉强植入，可在穿孔处植入骨移植材料后缝合关闭创口，待4～6个月后再行种植体植入术。

（五）敲击后不适

上颌窦内提升术中敲击冲击力会引起头面部的不适。患者往往表现为头疼、迷路炎、眩晕、恶心。术者可以通过事先告知患者使之有心理准备，预备至距窦底1mm开始提升，轻柔敲击，同时扶持患者头顶部；当阻力过大时，应停止敲击，分析阻力原因，避免使用暴力敲击。

（六）种植体植入位置不佳

1. 原因　牙齿拔除后，原先的牙槽嵴的宽度和高度会发生不同程度的萎缩。唇侧的吸收量大于颊侧，同时合并骨高度的丧失。由于术者没有以修复为主导进行种植，而以萎缩的牙槽骨形态作为参考，容易造成种植体植入位置不佳。此外，由于骨增量技术可能出现一些不确定的因素，造成植骨失败，导致种植体位置不佳的情况。

2. 表现　主要表现为唇颊舌向、冠根向和近远中向的位置不良。种植植入位置不佳会明显影响修复牙冠形态、大小、覆𬌗、覆盖，导致修复体美学和功能上的缺陷或失败（图10-7）。

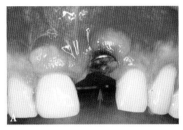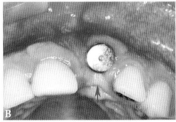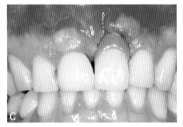

图10-7　种植体位置不佳

A.与邻牙相比较，种植体位置过于偏向根方　B.种植体偏移牙列，明显偏向唇侧　C.通过角度基台调整，并以牙龈瓷恢复红白美学效果，效果仍不理想

3. 预防　根据咬合关系、邻牙位置预先确定最佳种植位置。在用麻花钻预备后，应插入平行杆及深度指示杆，确认种植体的位置是否正确。若不正确，这时可容易调整，因为先锋钻的直径一般较小（2mm左右）。当种植体植入后，出现骨缺损，则需进行骨增量技术。

4. 处理　种植体植入位置不佳时（已完成骨整合），可通过以下方式弥补缺陷：全瓷基台（美学区植入位置过浅）、角度基台（颊舌向及近远中位置不佳）、个性化基台（植入位置过深或颊舌向及近远中偏移角度过大）、牙龈瓷（美学区牙冠过长）等方式弥补相关缺陷（见图10-7）。如果修复效果差，或者导致无法修复，应取出重新种植。

第二节　术后初期并发症

（一）软组织瓣裂开

1. 原因　术后软组织裂开是种植术后最常见的并发症。术后义齿压迫术区、患者吸烟、自愈能力下降（例如糖尿病患者血糖控制不当），均会造成愈合不佳导致软组织瓣裂开。骨量不足情况下，由于植入骨替代品，可能会造成手术创口关闭困难，没有进行充分的减张，造成伤口张力过大。种植术后一般会出现局部黏膜肿胀，当伤口张力过大时，容易造成缝线脱落和软组织瓣裂开。

2. 表现　多发生于术后第一周内，出现局部的软组织肿胀、缝线脱落、伤口裂开，可伴发移植物暴露，无法达到一期伤口愈合（图10-8、图10-9）。当使用非可吸收屏障膜进行骨增量时，由于软组织血运较差，更容易造成软组织裂开，造成植骨效果不佳（图10-10）。

3. 预防　在进行骨增量技术，缝合创口之前，一定要充分松解黏骨膜瓣（包括增加垂直切口、增大翻瓣范围、切断骨膜等），进行无张力缝合。术后应调改暂时义齿防止压迫术区、嘱患者减少吸烟量、注意口腔卫生。对于手术范围较大的病例，术后口服抗生素、地塞米松片、非甾体抗炎药等,48小时内冷敷,可以减少术后肿胀程度。

4. 处理　对于软组织肿胀而造成缝线脱落、伤口裂开时,应嘱患者注意口腔卫生、使用漱口水,待其自然愈合。一般可在一个月后,伤口可完成二期愈合。

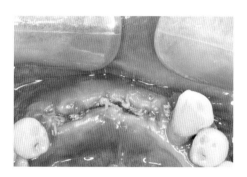

图 10-8　术区软组织肿胀,伤口裂开,缝线脱落

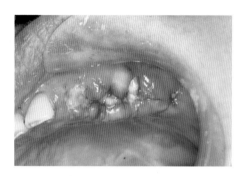

图 10-9　术后一周拆线时,软组织裂开,生物膜暴露

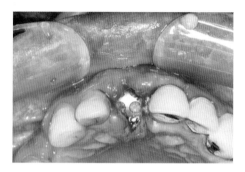

图 10-10　采用钛板进行 GBR,由于软组织血供差,容易造成软组织裂开及骨粉暴露

(二)植骨及种植体感染

1. 原因　种植术前,患者的牙周炎未到治疗或口腔卫生差,可能增大伤口感染风险。在感染的牙齿进行拔牙即刻种植时,由于植入位点存在细菌附着,如果清创不彻底或者不清创,容易造成植骨及种植体感染而导致失败。在骨量不足情况下,需要进行骨劈开、骨挤压、GBR 等技术来增加种植区骨量,术后容易造成软组织瓣裂开,使移植物暴露于口腔中,容易造成感染和骨增量的效果不佳。

2. 表现　早期的感染发生在术后1周,后期感染发生在术后1周到基台连接(术后3~8个月)。感染通常表现为种植区域出现脓液排出(自发地或者通过切口),或者瘘管,同时伴有疼痛或者敏感、局部肿胀、发红、发热(>38℃)(图10-11)。

3. 预防　骨增量术前应彻底消除牙周炎,嘱患者注意口腔卫生。在感染的牙齿(牙周炎或慢性根尖周炎)进行拔牙即刻种植时,应对拔牙窝进行彻底清创术(彻底搔刮＋0.12%氯己定冲洗),去除拔牙窝中附着的细菌。在进行骨增量术、缝合创口之前,一定要充分松解黏骨膜瓣(包括增加垂直切口、增大翻瓣范围、切断骨膜等),进行无张力缝合。种植术后应调改暂时义齿防止压迫术区,嘱患者减少吸烟量、注意口腔卫生、口服抗生素等。

4. 处理　当出现植骨及种植体感染时,应立即进行清创。对于感染范围小,进行彻底创口后,可保留剩余骨替代品及种植体(再进行 GBR)。如果感染范围较大,应取出骨替代品及种植体,彻底清创,待伤口完全愈合后,再进行骨增量及种植术(图 10-12)。

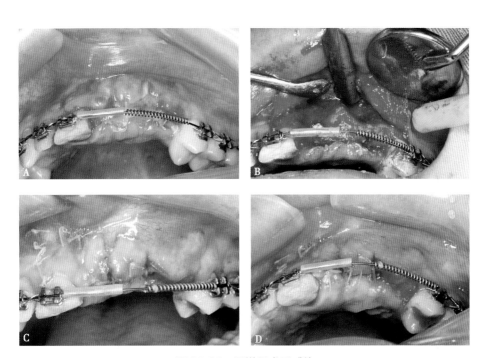

图 10-11　骨增量术后感染

A. 种植术 1 周后拆线时,伤口裂开、疼痛明显,切口有脓液溢出　B. 翻瓣,去尽已感染的移植物,彻底清创后关闭伤口　C、D. 清创一周后,创面肿胀明显消退,疼痛消失,无脓液溢出

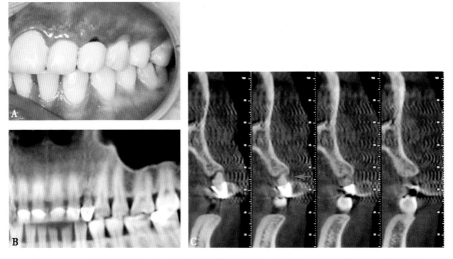

图 10-12　种植并植入人工骨粉术后发生植体、牙槽骨感染合并软组织瓣坏死

A. 23 下方基牙颈部根面暴露　B、C. 23 乳牙滞留,牙槽骨吸收到根尖 1/3

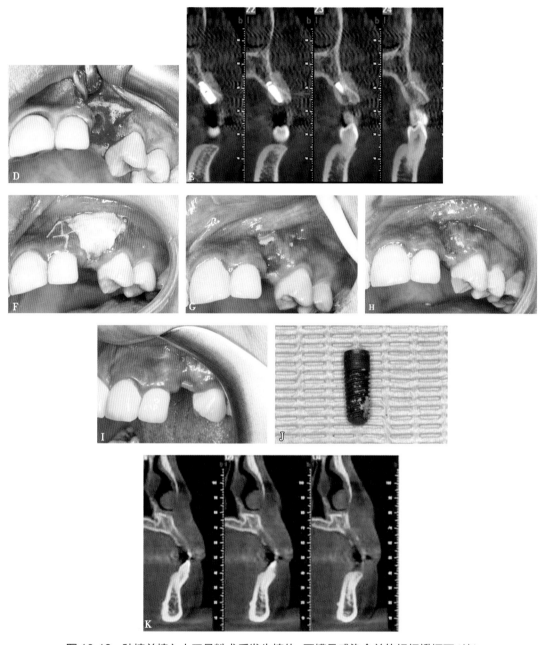

图 10-12 种植并植入人工骨粉术后发生植体、牙槽骨感染合并软组织瓣坏死（续）

D. 拔除 23 残根　E. 行即刻种植术并同期植入人工骨粉　F. 种植术 10 天后复诊见唇侧软组织瓣坏死，嘱待软组织自行更新后再进一步处理　G. 种植 1 个月后复诊见术区局部死骨片，骨片周围软组织红肿，术区牙槽嵴局部凹陷，门诊去除死骨片　H. 10 天后复诊见术区红肿明显改善，软组织愈合　I. 1 个月后复诊软组织愈合，无红肿、溢脓、压痛症状，牙槽嵴局部凹陷　J. 手术翻瓣，见植体骨结合失败，遂去除植体　K. CT 示 23 唇侧牙槽骨严重吸收

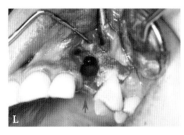
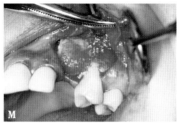
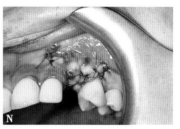

图 10-12 种植并植入人工骨粉术后发生植体、牙槽骨感染合并软组织瓣坏死（续）

L. 翻瓣见拔牙窝未愈合 M. 彻底清创后植入人工骨粉 N. 严密缝合

（三）上颌窦提升术后感染

1. 原因 术中发生上颌窦黏膜裂开，导致移植材料流入上颌窦内。术前即存在于上颌窦肥厚黏膜内的感染源引起术后上颌窦炎。此外，开窗部位骨壁坏死，也可能造成上颌窦内感染。

2. 表现 上颌窦移植物感染主要发生在术后 2 周内，主要症状为压痛、鼻阻塞、软组织裂开甚至溢脓。术后上颌窦炎主要表现为头疼、鼻塞、鼻分泌物增加，同侧尖牙窝处疼痛，CBCT 可见上颌窦腔内积液影像（图 10-13）。

3. 预防 术前确诊存在急慢性上颌窦炎的情况下，可以先完善相关耳鼻喉科诊治，必要时内镜治疗；术前积极治疗控制已有邻牙根尖炎症和余留牙牙周炎；术中上颌窦穿孔则应稳定封闭并防止颗粒状移植物进入窦腔；采用可吸收膜及可吸收线固定开窗骨块；围术期合理应用抗生素预防感染；术后加强口腔卫生。

4. 处理 当发现上颌窦感染时，应尽快取出上颌窦内的骨移植材料，冲洗患部，并请耳鼻喉科医师诊治。

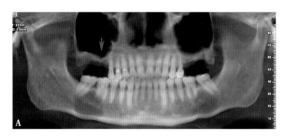
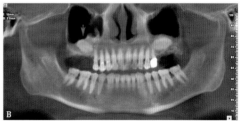
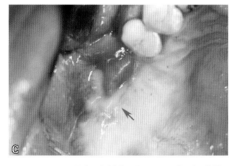

图 10-13 上颌窦外提升出现上颌窦感染

A、B. 双上颌后牙区骨量不足，遂行上颌窦外提升术 C. 外提术后 2 周，患者一直自觉右侧不适，口腔及咽部有颗粒物及异味，口腔内伤口出现感染、化脓

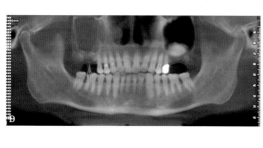
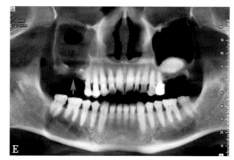
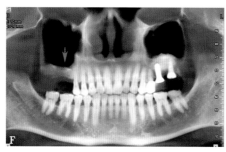
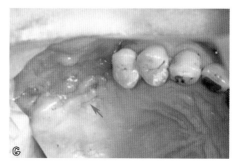

图 10-13　上颌窦外提升出现上颌窦感染（续）

D．CBCT 见右侧上颌窦腔内充满积液，骨移植消失，提示右侧上颌窦炎　E．进行上颌窦冲洗，口服抗生素，请耳鼻喉医师会诊，术后一周 CBCT 示上颌窦积液减轻　F．术后 3 个月，右侧上颌窦黏膜正常，牙槽骨已愈合　G．口内创面已完全愈合，无溢脓症状

第三节　种植后期并发症

（一）骨质明显吸收

1. 原因　骨增量以及骨增量同期种植手术后骨质明显吸收，主要原因为移植的自体骨固定不佳、骨劈开术后唇颊侧骨板游离、可吸收胶原膜没有良好地固定住下方的骨替代品。此外，牙周炎（图 10-14）、伤口裂开、细菌感染也会导致种植区骨质的明显吸收。

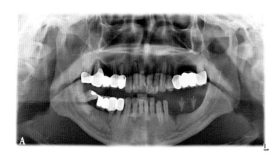
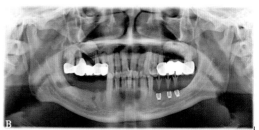

图 10-14　牙周炎未得到完善治疗造成骨质吸收

A．全口牙槽骨吸收到根中 1/2～根尖 1/3，35、36、37 拟行种植修复，但牙周治疗不彻底　B．35、36、37 种植术

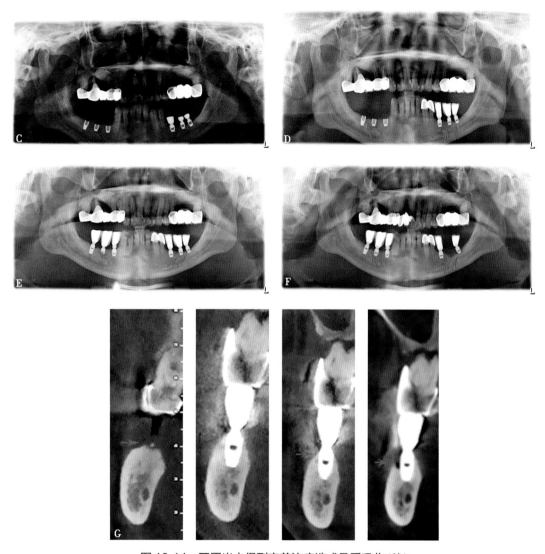

图 10-14　牙周炎未得到完善治疗造成骨质吸收（续）

C. 35、36、37 种植 4 个月后行 44、45、46 种植术，CT 见 36 植体远中牙槽骨吸收到根上 1/3，37 植体周围牙槽骨吸收到根中 1/2　D. 35—37 种植 7 个月后，36 牙槽骨吸收到根中 1/2，37 牙槽骨吸收到根尖 1/3；44—46 种植 3 个月后，46 周围牙槽骨高度降低至根上 1/5　E. 35—37 种植 15 个月后，36 牙槽骨吸收到根尖 1/3，37 牙槽骨吸收到根尖；44—46 种植 11 个月后，46 牙槽骨吸收到根上 1/3　F. 35—37 种植 26 个月后，36 植体脱落，37 牙槽骨吸收到根尖；44—46 种植 22 个月后，46 牙槽骨吸收到根上 2/5，45 牙槽骨吸收到根上 1/3　G. 47 种植术前到种植术 3 年后骨质逐步吸收：47 种植术后 4 个月，牙槽嵴顶丰满度下降；种植术后 1 年，牙槽嵴顶少量吸收；种植术后 3 年，颊侧牙槽嵴吸收到植体根中过 1/2

2. 表现　翻瓣可见原移植自体骨块体积明显变小、骨劈开处骨板吸收、骨替代品离散（图 10-15），甚至全部吸收。当患者的口腔卫生控制不佳时，造成种植体周围骨质明显吸收可以在 CBCT 上反映出来。

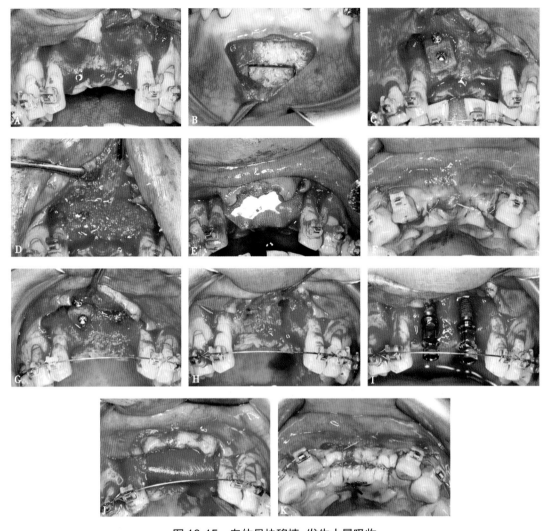

图 10-15　自体骨块移植，发生大量吸收

A. 11、21 缺失，伴唇侧骨板凹陷，12、22 牙槽骨吸收到根中 1/3　B. 于颏部取自体骨块　C. 将颏部自体骨块移植并以钛钉固定于 11 牙槽骨唇侧　D. 于 11、21 牙槽骨唇侧大范围植入人工骨粉　E. 覆盖生物膜于 11—21 牙槽骨唇侧　F. 没有采取吸收缝线固定可吸收胶原膜　G. 植骨 6 个月后 11 唇侧部分自体骨大部分吸收　H. 去除钛钉，预备种植窝　I. 植入植体，唇侧仍存在大面积骨缺损　J. 再次植入人工骨粉，覆盖可吸收膜　K. 严密缝合、固定伤口

3. 预防　使用自体骨块移植时，应该尽量使移植骨与受体区形态贴合，并且牢靠固定。使用可吸收膜进行骨增量时，应使用可吸收缝线或钛钉固定，无张力缝合，以维持下方移植骨的形态使其成骨。对于有牙周炎的种植患者，术前应该完善牙周系统治疗，术后应注意口腔卫生，避免唇侧过度活动，牵拉伤口。

4. 处理　在种植术中，若发现原骨增量效果不佳，发生大量吸收，可再次进行骨增量技术，同期植入种植体或者延期植入种植体。在种植体术后，若发生大量骨质吸收，造成种植体松动，应及时取出，待伤口愈合后再行骨增量。

（二）骨坏死

1. 原因　骨量不足情况下，种植术后骨坏死通常发生于自体骨移植和骨劈开术后。移植的自体骨块或者骨劈开术中颊侧骨板离断，且没有牢靠固定，导致移植的自体骨块或离断骨板得不到血供而坏死；切割分离骨板过程中产热过多，降温不及时也会造成骨坏死。

2. 表现　伤口愈合不良，局部死骨暴露。CBCT亦可看见对应区域骨质吸收明显（图10-16）。

3. 预防　对移植的自体骨块进行牢靠固定，骨劈开时避免造成唇侧骨块完全游离而使其成青枝状骨折，切割过程中注意及时降温。

4. 处理　一旦发现骨坏死，应该去除坏死骨，清创，待愈合后进行骨增量。

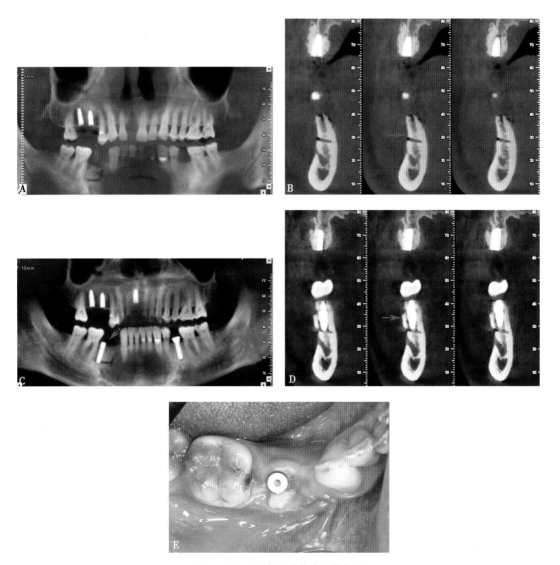

图 10-16　骨劈开时发生骨块坏死

A、B. 45 行第一次骨劈开术　C、D. 1 个月后 45 行第二次骨劈开术并同期种植　E. 45 种植体周围死骨形成并感染，种植体松动

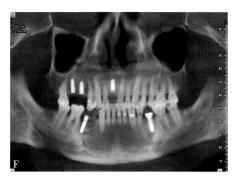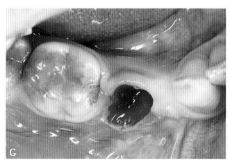

图 10-16　骨劈开时发生骨块坏死（续）
F. 45 术区骨质明显吸收，局部死骨影像　G. 取出 45 种植体

（三）美学并发症

1. 原因　种植术后的美学并发症来源于种植体位置不佳和植骨材料的吸收。前牙区种植体位置不佳，影响修复牙冠形态、大小、覆𬌗、覆盖。即刻种植术后，牙槽骨及牙龈的退缩具有不可预测性。移植自体骨及骨替代品的吸收，均会导致种植体周围欠丰满。前牙区唇侧骨板吸收，会造成种植体肩台暴露，且难以形成较好的牙龈形态，严重影响修复美观。

2. 表现　前牙区种植体位置不佳，影响修复牙冠的形态、大小、覆𬌗、覆盖，严重影响"红白美学"效果（图 10-17）。前牙种植区唇侧牙槽骨较薄或缺失，可能导致唇侧牙龈退缩、牙龈透出植体金属色泽，严重者导致种植体肩台暴露，造成修复失败（图 10-18）。

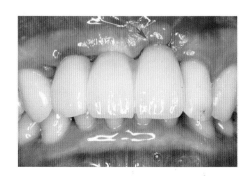

图 10-17　22 种植体位置过于偏向根方，造成牙冠较长，龈缘位置过高

3. 预防　根据咬合关系、邻牙位置预先确定最佳种植位置。在用麻花钻预备后，应插入平行杆及深度指示杆，确认种植体的位置是否正确。若不正确，这时可容易调整，因为麻花钻的直径一般较小（2mm 左右）。当种植体植入后，出现骨缺损，则需进行骨增量技术。对于移植骨吸收风险大的病例应该适当过量植骨。

4. 处理　通过以下方式弥补缺陷：全瓷基台（美学区植入位置过浅）、角度基台（颊舌向及近远中位置不佳）、个性化基台（植入位置过深或颊舌向及近远中偏移角度过大）、牙龈瓷（美学区牙冠过长）（图 10-19）、软组织增量（图 10-20）等方式弥补相关缺陷。如果修复效果差，或者导致无法修复，应取出重新种植。

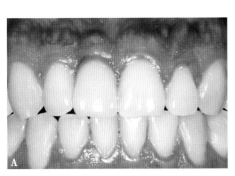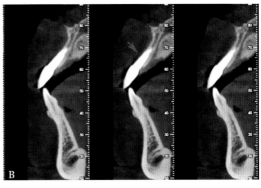

图 10-18 唇侧骨板吸收造成美学并发症

A. 11 牙龈退缩,透出种植体颜色 B. CBCT 示 11 种植体唇侧骨壁缺失

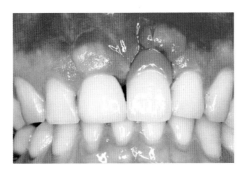

图 10-19 21 龈缘过高,牙龈瓷修复

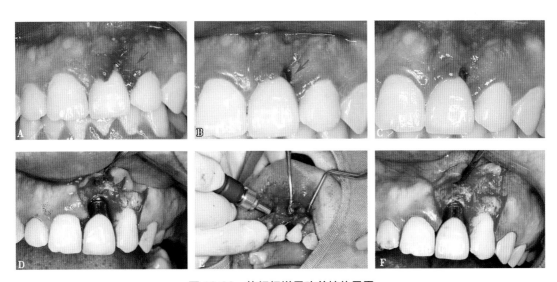

图 10-20 软组织增量改善植体暴露

A. 种植修复 1 年余复诊诉 21 牙龈红肿,予以过氧化氢溶液和生理盐水冲洗 B. 冲洗治疗 2 周后 21 牙龈红肿明显改善,远中牙龈退缩,植体颈部暴露,予以过氧化氢溶液和生理盐水冲洗 C. 10 天后复诊见 21 牙龈红肿消退,远中牙龈进一步退缩,植体颈部暴露 D. 翻瓣后见唇侧牙槽骨未见明显吸收,推测植体颈部暴露原因为软组织量不足 E. 激光辅助彻底清创 F. 彻底清创后

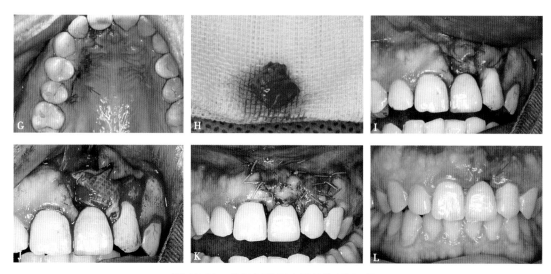

图 10-20　软组织增量改善植体暴露（续）

G. 腭部取黏膜下结缔组织瓣　H. 取下的腭部黏膜下结缔组织瓣　I. 以腭部软组织瓣覆盖暴露植体部分
J. 覆盖 CGF 膜　K. 可吸收缝线严密缝合　L. 软组织增量术后 1 个月，牙龈红肿消退，植体暴露部分基本被覆盖

　　随着种植技术的不断发展，使得骨量不足情况的牙种植术成为可能，满足了更多缺牙患者对牙种植的需求。但无论是术前影像学分析和测量、骨增量过程，还是术后修复过程，都大大提高了种植和修复的复杂程度。术者应该对相应的并发症有较深认识，并通过有效措施进行防治，让更多骨量不足的患者获得较满意的种植修复效果。

（陈志英）

参考文献

1. Stuart J. Froum. 口腔种植并发症——病因、预防和治疗. 章锦才, 译. 沈阳: 辽宁科学技术出版社, 2013

2. 宿玉成. 现代口腔种植学. 北京: 人民卫生出版社, 2004

3. 黄建生. 上颌后牙区骨量不足种植的风险与对策. 华西口腔医学杂志, 2012, 30（1）: 1-9

4. 张迪, 张晓燕, 周聪, 等. 种植义齿的并发症及其处理. 中华临床医师杂志, 2011, 5（11）: 3290-3293

5. 陈建刚, 张文捷, 铁朝荣, 等. 种植失败原因探析及再种植处理的体会. 口腔医学, 2011, 31（9）: 522-524

6. 邓飞龙. 种植体周围骨吸收原因探讨及处理对策. 中国实用口腔科杂志, 2009, 2（11）: 644-646

7. 董凯, 柳忠豪. 上颌窦提升手术并发症的影响因素. 中华口腔医学研究杂志（电子版）, 2012, 6（4）: 386-389

8. Zijderveld SA, van den Bergh JP, Schulten EA, et al. Anatomical and surgical findings and complications in 100 consecutive maxillary sinus floor elevations. J Oral Maxillofac Surg, 2008, 66（7）: 1426-1438

9. Schwartz-Arad D, Herzberg R, Dolev E. The prevalence of surgical complications of the sinus graft procedure and their impact on implant survival. J Periodontol, 2004, 75（4）: 511-516

10. Alhassani AA, AlGhamdi AS. Inferior alveolar nerve injury in implant dentistry: diagnosis, causes, prevention, and management. J Oral Implantol, 2010, 36（5）: 401-407

11. Bartling R, Freeman K, Kraut RA. The incidence of altered sensation of the mental nerve after mandibular implant placement. J Oral Maxillofac Surg, 1999, 57（12）: 1408-1412